스포츠재활전문가 문훈기 박사

통증 잡는
스트레칭

최신 개정판

스포츠재활전문가 문훈기 박사

통증 잡는
스트레칭

문훈기 **지음**
윤재영 **의학감수**

예문아카이브

《통증 잡는 스트레칭》 활용법 10가지

1 '기본 통증'은 각 부위별 질병의 초기 증상이거나 병원 치료 후 만성적으로 남은 통증 증상이다.

2 '기본 통증' 항목 중에 하나라도 해당 사항이 있으면 바로 스트레칭을 시작한다.

3 재활 스트레칭을 3개월가량 꾸준히 했음에도 증상이 호전되지 않으면 병원 진료를 받아야 한다.

4 '심화 통증' 항목 중에 3개 이상 해당된다면 병원 진료를 받는 것이 좋다.

5 이 책에서 소개하는 스트레칭은 반드시 통증이 없는 범위 내에서만 실시한다.

6 스트레칭은 정확한 동작과 적절한 강도로 했을 때 효과를 극대화할 수 있다.

7 스트레칭 강도는 낮은 강도부터 강한 강도까지 점진적으로 증진한다.

8 스트레칭은 무리하지 말고 평소 움직이는 신체의 활동량만큼만 한다.

9 내 몸에 알맞은 스트레칭 동작을 한다. 무조건 하면 좋다는 식의 접근은 위험하다.

10 통증이 심할 경우 내 몸에 맞는 동작 한 가지만 선택하여 꾸준히 한다.

CONTENTS

1

STEP

이론편 **내 몸 통증 알기** – 몸의 통증, 얼마나 알고 있는가?

STEP 2

실천편 **내 몸 치료하기** – 통증 부위별 스트레칭으로 극복하자!

통증 부위 ❶ 허리

통증 부위 ❷ 등

일러스트 찾아보기(가나다순)

통증 극복의 최고 방법은 운동이다

스포츠재활전문가로 오랜 기간 운동 처방을 해왔다. 환자들을 치료하고 재활 과정을 함께 하면서 나에게는 한 가지 확신이 생겼다. 우리 몸에 가장 좋은 보약은 바로 운동이라는 것. 너무 당연한 얘기를 한다고 하겠지만 내가 말하는 운동은 치료의 의미를 가진 운동, 즉 스트레칭이다.

많은 사람이 실생활에서 크고 작은 통증을 안고 살아간다. 허리, 목, 무릎, 다리 등 통증이 찾아오는 신체 부위도 다양하다. 그래서 심한 통증이 아닌, 때때로 찾아오는 약한 통증은 대부분 진통제로 해결하려고 한다. 참고 있자니 괴롭고, 병원에 가자니 심한 상태가 아니라고 생각하기 때문이다. 그러다가 통증이 심해져 더 이상 참을 수 없어지면 병원을 찾고, 그제서야 나(필자)와 만나게 된다. 그렇게 20년 동안 일반인뿐 아니라 축구, 야구, 배구, 농구 등 각 영역 프로 운동선수들의 재활을 해오면서 **아픈 이들에게 정말 필요한 운동이 무엇인지 고민했다. 그리고 답을 얻었다. 그것이 바로 치료로써의 운동, 재활 스트레칭이다.**

매일 규칙적으로 스트레칭을 하면 우리 몸은 어떻게 될까?

통증으로 고통받고 있는 사람들 상당수가 통증에서 해방될 수 있다. 혹은 병으로 진행되어 수술대에 오르는 일도 막을 수 있다. 뿐만 아니라 허리, 무릎 등 수술을 받은 후에도 지속적으로 통증이 발생하는 부위의 통증 완화에도 효과적이다. 잘못된 생활습관이나 자세 때문에 생긴 거북목, 휜 척추 등의 문제도 어느 정도 해결할 수 있다. 이 모든 것은 20년이라는 시간 동안의 임상 경험을 통해 증명된 스트레칭의 효과다.

스트레칭의 효과를 알고 나면 통증을 극복하기 위해서 어떤 스트레칭을 이렇게 해야 하는지 궁금해질 것이다. 하지만 그 전에 알아야 할 사항 2가지가 있다.

첫째, 내 몸의 통증을 명확하게 알아야 한다.

통증이 발생하는 원인, 부위, 빈도 등은 사람마다 다르다. 따라서 내 몸이 어떤 통증을, 어느 정도로 느끼고 있는지 명확하게 알아야 한다. 그래야만 그에 맞는 운동을 할 수 있다. 운동이라고 모두 좋은 것은 아니다. 운동이 우리 몸에 미치는 영향력은 동작에 따라, 각도나 강도에 따라 완전히 다르다. 따라서 잘못된 운동을 하게 될 경우 통증을 느끼고 있거나 병을 가지고 있는 이들에게는 오히려 더 큰 문제를 유발하는 원인이 될 수 있다. 병원 의사들이 운동 처방으로 걷기, 등산, 수영 같은 보편적인 운동을 소개하는 이유도 여기에 있다. 그러니 일반적인 방법으로 구성된 운동들은 언제나 위험 요소를 가지고 있음을 알아야 한다. 따라서 내 몸을 잘 아는 첫 단계가 무엇보다 중요하다.

또한 어떤 운동을 할 때 몸이 어떻게 좋아지는지 알아야 한다. 우리 몸의 각 부위는 유기적인 관계를 가지고 있다. 다리에서 통증이 발생해도 문제 부위는 척추일 수 있다. 이럴 때 다리 운동을 열심히 한다고 통증이 사라질까? 그렇지 않다. 따라서 이런 일들이 발생하지 않으려면 우리 몸에 대해, 운동하는 방법이나 방식에 대해 기본적인 지식을 가지고 있어야 한다.

둘째, 실제로 운동을 해야 한다.

운동을 하는 것에는 다른 설명이 필요 없다. 꾸준히 해야만 결과를 얻을 수 있다.

전문 병원에서는 허리나 무릎 등에 만성질환을 가진 환자들을 진료하고 처방을 마친 후 종이 한 장을 주면서 집에서 종이에 적힌 운동, 즉 스트레칭을 따라 하라고 권유한다. 치료를 받았다고 몸이 다 나은 것이 아니기 때문이다. 운동이 적용되어야 완전한 치료를 할 수 있고, 비로소 통증에서 자유로울 수 있다.

나는 이 종이 한 장의 힘을 믿는다. 거기에 적힌 운동 동작들을 정확하게, 꾸준히 따라 한나면 임청난 금액의 의료비를 질약하면서 민성적인 통증에서 벗어날 수 있다. 그래서 이 종이를 제대로 만들어보고 싶었다. 이런 마음으로 처음 집필한 책이 《아프니까 스트레칭》이다. 각 진단별 스트레칭 방법을 집중적으로 소개했다. 이후 독자들의 피드백을 보면서 진단 이전에 통증을 느끼는 이들도 안전하게 할 수 있는 스트레칭 프로그램이 필요하다는 사실을 알게 되었다. 그 부분까지 보강한 것이 이 책,《통증 잡는 스트레칭》이다.

수많은 연구 논문을 근거로 하고, 오랜 스포츠재활 현장에서의 경험들을 응용하여 가장 쉽고 효과적인 스트레칭 방법들만 담아 이 책을 만들었다. 또한 올바르게 스트레칭을 할 수 있도록, 각 스트레칭을 어떤 증상에 적용해야 효과적인지, 주의 사항은 무엇인지 상세하게 기록했다. 이렇게 만들어졌기에 이 책에서 소개하고 있는 스트레칭 프로그램들을 꾸준히 하면, 운동치료사와 함께 스트레칭할 때만큼은 아닐지라도 충분한 효과를 얻을 수 있다. 무엇보다 '혼자서, 스스로' 스트레칭 하는데 불편함이 없도록 하기 위해 최선을 다했다.

운동치료센터를 운영해온 약 20년 동안 병원에서 멀리 떨어진 곳에 살거나 경제적인 문제 등 여타 환경이 충족되지 않아, 꼭 필요함에도 운동 재활 서비스를 받지 못한 환자들에게 늘 안타까운 마음을 가지고 있었다. 이 책을 통해 마음의 짐을 조금 덜어낸 기분이 든다.

아프고 싶어 하는 사람은 아무도 없다. 그러나 통증이 없는 몸을 얻기 위해서는 자신의 노력이 반드시 필요하다. 운동을 하는 실천 의지와 행동으로 옮기는 행동력이 그 노력이다. 몸은 써주고 아껴주는 만큼 정확하게 건강이라는 보답을 준다. 그렇기에 치료로써의 운동을 반드시 해야 한다. 그 운동이 결국 통증을 잡고, 건강을 잡는 가장 확실한 치료제가 되어줄 거라 믿는다.

문훈기

첫째, 나는 왜 운동을 하는가?

운동하는 이유를 만들자! 운동을 시작하기 전에 가장 먼저 해야 할 일은 무엇보다 스스로의 마음을 다잡는 일이다. 운동하는 이유를 만들고, 스스로 그 이유에 공감해야 한다. 그래야 작심삼일에 그치지 않고 꾸준히 할 수 있다.

간단한 스트레칭이라고 쉽게 생각할 수도 있지만, **스트레칭만 꾸준히 해도 몸을 건강하게 만들 수 있다.** 또한 잠깐 사라졌다가 다시 나타나기를 반복하는 통증과도 완전히 이별할 수 있다. 따라서 꾸준하게 스트레칭을 할 수 있는 방법, 해야 하는 이유를 찾는 것이 중요하다.

둘째, 혹시 운동을 하면서 생길 위험이 있는가?

운동 사고를 미리 예방하자! 운동은 무조건 많이 한다고 해서 좋은 것이 아니다. **내 몸에 맞는 운동을 정확한 동작으로 하는 것이 중요하다.** 또한 쉬운 동작이라고 해서 운동이 안 되는 것도 아니다. 각 운동별로 꼭 필요한 근육을 활용하기 때문이다. 만약 운동을 했는데 아픔이 느껴지면 이는 통증을 치료하는 것이 아니라 통증을 만드는 운동인 셈이다. 그러니 쉬운 동작이라고, 어렵지 않은 스트레칭이라고 무시하거나 과도한 강도로 운동하는 것은 반드시 피해야 한다.

셋째, 과연 운동의 효과는 있는가?

운동 효과는 스스로 느낄 수 있다! 자세가 올바르게 변했는지, 통증은 줄어들었는지, 몸을 움직이는 게 수월해졌는지 등 몸의 미세한 변화를 느낄수록 좋다. **운동할 때는 먼저 자신에게 어떤 운동이 효과적인지 알아야 한다.** 운동하는 시기가 적절한지, 몸 상태에 맞는 운동인지도 판단한다. 무엇보다 운동의 효과를 크게 보려면 정확한 방법으로 운동하고 적절하게 운동 강도를 조절하는 것이 가장 중요하다.

1

이론편

내 몸 통증 알기

몸의 통증, 얼마나 알고 있는가?

통증 극복을 위한 운동을 시작하기 전에 우리 몸에 대해 알아가는 과정이 필요하다. 왜 통증이 발생하는지, 통증이 발생하면 몸에는 어떤 변화가 있는지, 운동할 때 어떤 주의를 기울여야 하는지에 대한 이해가 우선되어야 한다.

우리 몸은 예민하고 복잡하다. 단순히 '무릎이 아프다'가 무릎이 아픈 것이 아닐 수 있다. 그렇기에 내 몸 곳곳을 정확하게 알아보는 시간이 필요하며 몸의 기본적인 구조, 즉 이론도 어느 정도 알아야 한다.

이 책에서는 몸에 대해 꼭 알아야 하는 이론을 쉽고 간결하게 설명하고 있다. 지피지기면 백전백승이라는 말을 기억하자. 몸의 구조, 아픈 이유를 알고 나면 내 몸을 어떻게 관리하고 치료해야 하는지도 느끼게 될 것이다.

01

내 몸, 제대로 알기

인체는 크게 관절과 척추로 나뉜다. 해부학적으로는 뼈, 연골, 근육, 인대, 힘줄 그리고 디스크 등으로 구성되어 있으며, 뼈의 끝에는 부드러운 연골이 위치하고 있다. 척추뼈와 뼈 사이에는 디스크가 있고, 인대와 근육들은 불완전한 관절을 유지하기 위해 서로 견고하게 붙어 있다. 또한 아킬레스건과 같이 뼈와 근육에 붙어서 관절을 자유롭게 움직이도록 도움을 주는 부위도 있다.

통증은 이러한 관절이나 척추의 구조물이 다쳐서 부러지거나 찢어질 때, 또는 끊어졌을 때 발생한다. 신경이 지나가는 길이 좁아지거나 연골이 닳으면서 관절이 서로 맞닿는 경우도 발생한다. 또 인대가 두꺼워져 뼈처럼 단단해지거나 필요 없는 뼈들이 자라 움직일 때 힘줄을 건드려 통증을 유발하기도 한다. 이때 운동이 효과적이다. **운동은 갑작스럽게 다친 부위를 회복하는 데 큰 도움이 된다. 더불어 퇴행성 통증의 발생 시기를 늦추거나 치료를 받을 때 통증에 대한 부담을 덜어주는 역할도 한다.**

척추와 관절은 일상생활이나 움직이는 여러 동작 상황에 적응할 수 있는 기능을 가지고 있다. 예를 들어 앉았다 일어나거나 걷는 등의 동작은 이미 관절이 잘 적응된 동작이다. 그럼에도 힘의 방향이 불안정하여 엇갈릴 때나 갑작스러운 충격을 받으면 관절이 안정성을 잃을 수 있다. 특히 몸이 움직일 때 관절의 운동 각도가 커지거나 줄어드는데, 위에서 누르는 힘이나 옆으로 가해지는 힘을 받으면 특정한 각도에서 관절이 힘이나 균형을 잃는 상황이 생기기도 한다.

이런 상황에서 관절에 1차적으로 안정성을 제공하는 구조물이 인대이고, 2차적으로 안정성을 제공하는 것이 근육이다. 인대가 약해도 근육의 힘이 충분히 강하면 불안정한 상황이 어느 정도 없어진다. **근육의 힘을 키워주는 방법 역시 운동이다.** 그렇기에 예방적 차원의 운동이 가지는 중요성은 매우 크다. 운동을 통해 평소 관절 주변 근육들을 보강한다면 불안정한 상황에 직면했을 때 큰 문제 없이 극복할 수 있을 것이다.

| 몸의 관절과 뼈의 위치 |

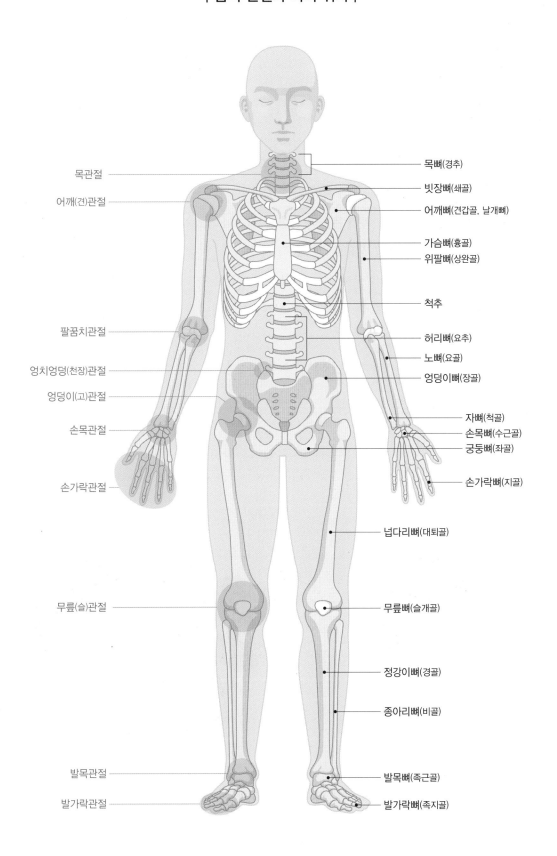

목관절

어깨(견)관절

팔꿈치관절

엉치엉덩(천장)관절

엉덩이(고)관절

손목관절

손가락관절

무릎(슬)관절

발목관절

발가락관절

목뼈(경추)

빗장뼈(쇄골)

어깨뼈(견갑골, 날개뼈)

가슴뼈(흉골)

위팔뼈(상완골)

척추

허리뼈(요추)

노뼈(요골)

엉덩이뼈(장골)

자뼈(척골)

손목뼈(수근골)

궁둥뼈(좌골)

손가락뼈(지골)

넙다리뼈(대퇴골)

무릎뼈(슬개골)

정강이뼈(경골)

종아리뼈(비골)

발목뼈(족근골)

발가락뼈(족지골)

02

통증과 운동의 관계

운동을 통해 통증을 완화하거나 예방할 수 있다고 하면 몇 가지 의문점이 생길 것이다.

가장 많이 받는 질문은 "과연 운동이 통증을 얼마나 감소시킬 수 있을까?"이다. 답은 통증 없이 일상생활이 가능해질 정도로 감소된다는 것이다. 척추나 관절 조직에 상당한 문제가 있음에도 불구하고 운동을 통해 근력을 향상시키면 별반 어려움 없이 정상적인 생활이 가능하다. 뼈나 연골, 인대가 다소 약하더라도 이를 겹겹이 덮고 있는 근육들이 커지거나 튼튼해지면 이들의 역할을 대신할 수 있기 때문이다. 운동을 통해 척추나 관절 주변 근육이 발달되어 통증이 자연스럽게 해소되는 것이다.

| 운동에 따른 혈액순환의 변화 |

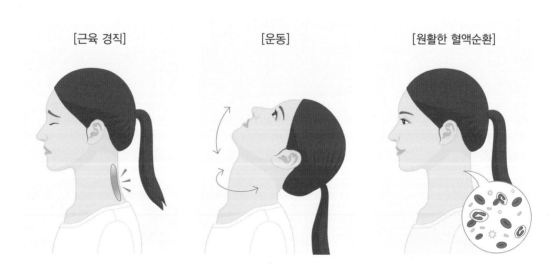

[근육 경직]   [운동]   [원활한 혈액순환]

• 대부분의 통증은 근육조직을 통해 많이 나타난다.
• 경직되고 뻣뻣하며 변성이 생겨 통증이 나타나는 근육도 운동을 통해 신선한 산소와 피, 영양소를 공급받으면 다시 활발하게 활동할 수 있다.

관절 작용에 중요한 역할을 하는 근육들은 허리는 척추기립근, 무릎은 대퇴사두근, 발목은 비골근, 어깨는 회전근이 대표적이다. 이러한 근육들의 강화는 근골격계의 부상 예방과 더불어 통증을 예방해주는 데 필수적이다.

그다음으로 많이 받는 질문은 "통증이 있을 때 운동을 해도 되는가?"이다. 답은 담당 전문의의 판단이 가장 정확하다는 것이다. 담당 주치의가 운동 처방을 내리면 이후 운동전문가들은 주관적 통증 정도에 따라 가장 안전한 자세부터 운동을 시작하도록 돕는다. 또한 운동 강도는 낮은 강도부터 강한 강도까지 점진적으로 증진한다. 이는 재활 운동의 원리 중에 '점진적 운동 강도의 접근'이라는 것에 기반한 방법이다. 운동의 강도를 점차 증가하면 근육의 신경적 적응을 빠르게 하여 통증을 감소시키고, 근육을 튼튼하게 한다.

이렇게 주의하면서 운동해도 재활 운동 중에는 어쩔 수 없이 경미한 근육통이 나타날 때가 있다. 그때는 얼음 마사지를 해서 완전히 회복되지 않은 근육조직의 열감이나 부기를 가라앉히고 운동을 천천히 다시 시작하는 것이 좋다.

03

통증의 일반적인 패턴과 운동 효과

통증의 유형은 가벼운 '뻐근하다'로 시작해서 심한 경우 '터질 듯이 아프다'까지 사람에
따라 주관적으로 나눠진다. 관절이나 척추의 만성적인 통증은 대체적으로 어느 한 동작
을 했다 하여 날카로운 통증을 느끼지는 않는다. 또한 뻐근하다거나 그냥 아픈 통증은 일

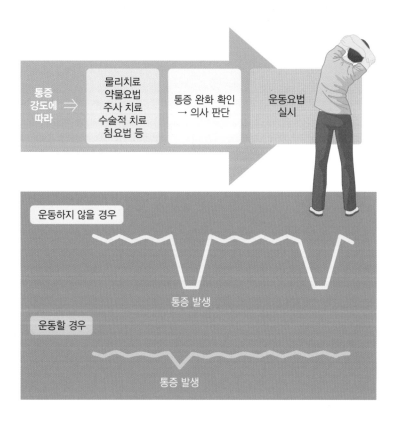

| 운동에 따른 통증 강도의 변화 |

- 질병으로 인한 통증, 퇴행성 통증이나 만성적인 통증은 운동을 할 때와 하지 않을 때의 차이가 크다.
- 운동을 하면 통증의 강도가 약해지고 통증이 찾아오는 주기도 길어진다.
- 꾸준하게 운동을 하면 몸의 균형을 빠르게 회복할 수 있다.

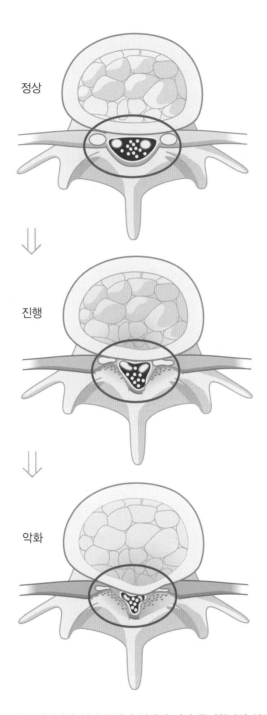

| 척추관협착증의 진행 과정 |

정상

진행

악화

• 척추관협착증은 디스크가 오래되거나 신경 주변의 인대나 뼈가 두꺼워져서 신경을 압박하는 질병이다.

• 두 번째 그림(진행)과 같이 척추관협착증의 초기 진행 과정에서는 근력 운동을 통해 디스크 주변을
  활력 있게 만들면 재발성 요통을 예방할 수 있다.

• 세 번째 그림(악화)과 같이 신경이 심하게 압박을 받으면 잠깐 서 있거나 걸을 때조차 심한 다리 통증을
  동반한다. 이런 경우 운동 효과를 기대하기 어려우므로 수술이 필요하다.

상생활에서 무리하면 심해지고 쉬면 괜찮아지기도 한다. 예를 들면 허리 통증은 만성적인 통증이 있다가 주기적으로 한번씩 심하게 앓는 패턴을 보인다.

대부분은 통증이 있을 때 급하게 병원을 찾아 증상 완화를 위한 약물이나 주사 치료 등을 하고, 통증이 사라지면 아팠던 일은 까마득하게 잊어버리곤 한다. 그러다가 또다시 심한 통증이 찾아오면 그제야 덜컥 겁이 나서 활동량을 줄인다. 이렇게 **약해진 근육은 시간이 흐를수록 통증의 재발 주기가 짧아지고, 결과적으로 통증이 반복되는 악순환을 만들게 된다. 이때 필요한 것이 바로 운동이다. 잘 만들어진 운동 프로그램은 통증의 악순환을 끊는 데 최고의 역할을 한다.**

물론 하나의 운동 프로그램이 모든 형태의 통증에 동일하게 적용되는 것이 아니며 운동 효과도 동일하지 않다. 일반적으로 비전문가나 아픈 사람들끼리 소통할 때, 아픈 상황이 비슷하면 상대방의 치료 사례에 의존하거나 믿는 경우가 많다. 나 역시 환자들에게 "우리 아파트 앞 슈퍼 아저씨도 나랑 같은 협착증이래요. ○○에서 약을 먹었더니 싹 나았다고 해서 따라갔는데 나는 왜 안 낫는 걸까요?" 등의 질문을 받는 경우가 종종 있다.

실질적으로 우리 인체의 다양하고 복합적인 요소들을 일반화하면 상당한 오류가 발생할 수 있다. 운동을 통해 아픈 부위의 통증이 완화되거나 기능적인 면을 회복한 사례는 있지만, 모든 환자에게 동일하게 적용되는 것은 아니다. 임상적 진단을 내릴 정도까지는 아니지만 **인대, 연골, 디스크 등의 늘어남, 부분적인 찢어짐, 부분 파열, 일부 떨어져 나감, 일부 돌출 등의 진단을 받은 환자들은 운동 효과를 기대해볼 수 있다.** 신난 후 병원 치료 과정을 마쳤음에도 척추의 유연성, 근력, 근력의 밸런스가 완전하게 회복되지 않아 발생하는 통증도 운동 프로그램을 통해 완화되거나 재발을 예방할 수 있다.

04

운동은 자신의 활동량만큼만

운동을 하면 첫 번째 느껴지는 변화가 몸이 좀 가벼워지고 부드러워진다는 것이다. 다음으로 통증에 대한 민감도나 불편한 정도가 줄어든다. 그렇게 몸의 변화를 스스로 느끼게 되면 환자들은 "이 정도의 몸 상태인데 운동을 언제까지 더 해야 할까요?"라는 질문을 한

| 활동량에 따른 운동 프로그램 |

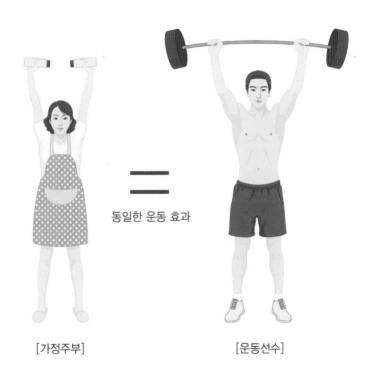

동일한 운동 효과

[가정주부]　　　　　　　　[운동선수]

- 집안일을 하는 주부와 신체 움직임을 최대로 해야 하는 선수의 일상적인 활동량은 다르다.
  그렇기 때문에 운동을 할 때의 운동량이 다를 수밖에 없다.
- 가정주부가 생수병을 들고 운동하는 것과 운동선수가 무거운 기구를 들고 운동하는 것은 운동량의
  절대 수치는 다르겠지만, 활동량 면에서 살펴보면 효과는 동일하다. 결국 두 운동은 각자에게 같은 효과를
  주는 운동인 셈이다.

다. 물론 저마다의 몸 상태나 상황에 따라 다를 수 있지만, 대체적으로 오랜 기간 만성적인 문세가 있었던 환사라면 평생 운동을 하라고 권유한다. 하지만 최근 들이 가벼운 증싱을 느끼고 예방 차원에서 시작한 환자라면 일상생활 활동량만큼만 운동하라고 권한다.

활동량이 많은 학생, 오래 앉아 있어야 하는 직장인, 집안일이 많은 주부, 신체 움직임이 극도로 많은 운동선수, 그리고 활동량이 줄어든 고령자는 **일상생활에서 각자의 신체가 가지는 활동량이 다르다. 따라서 운동량도 달라야 한다. 각자 신체가 일상생활에서 움직이는 활동량만큼의 운동량만 충족하면 충분하다.**

'운동량은 많으면 많을수록 좋을 것이다'라는 생각을 가진 이들이 꽤 있다. 하지만 무조

| 체중지지에 따른 운동 프로그램의 차이 |

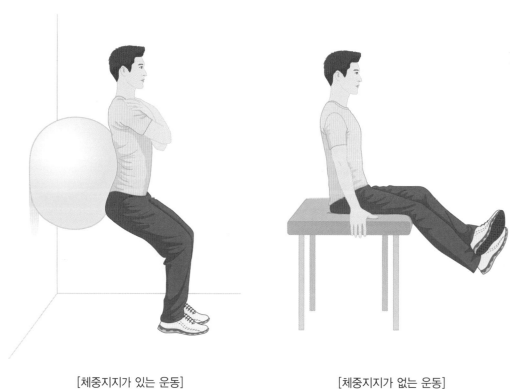

[체중지지가 있는 운동]　　　　　　　　[체중지지가 없는 운동]

- 왼쪽 그림은 발바닥을 바닥에 붙인 채 앉았다 일어나는 스쿼트 자세인데, 이는 상체의 체중으로 인해 무릎에 압력이 많이 가해진다.
- 반대로 오른쪽 그림은 앉아서 하는 운동이기 때문에 다리 자체의 무게만을 이용해 수직으로 들어 올려 무릎에 큰 무리 없이 할 수 있는 초기 재활 운동이다.
- 일반적인 운동과 치료로써의 운동은 같은 부위를 운동하더라도 조금씩 다른 방법으로 프로그램이 구성된다.

건 많이 할수록 좋은 것이라면 잠도 자지 않고 계속 해야 하지 않겠는가? 운동이란 절대 그런 개념이 아니다. 운동은 자기 생활만큼만! 평소 신체가 움직이는 활동량만큼만 하자!

운동량 다음으로 고려해야 하는 사항이 체중지지 여부다. 직립보행을 하는 인간은 걸을 때나 서 있을 때 또는 앉았다 일어설 때 체중의 무게에서 벗어날 수 없다. 지하철을 타고 가만히 서 있어도 다리 운동을 하는 것과 똑같은 운동 효과가 생기는 것 역시 체중지지 때문이다. 서서 가만히 있을 때도 약하지만 지속적으로 허리와 무릎에 스트레스가 가해진다. 또한 움직일 경우 어느 특정한 각도에서 관절에 큰 스트레스가 가해진다. 예를 들면 계단을 오르고 내릴 때 발이 지면에 닿으면서 무릎이 굽혀질 때 발생하는 무릎 통증, 앉았다 일어설 때 허리를 구부려서 일어서는 순간 느끼는 허리 통증 등이 이런 원인으로 인한 통증이다.

이처럼 일상생활에서 체중지지로 인해 운동이 되기도 하고 다치기도 하는 경우는 다양하다. 그러므로 운동을 처음 시작할 때는 체중에 의해 가해지는 스트레스를 가급적 적게 하는 것이 바람직하다. 따라서 허리는 초기 운동을 누워서 하는 것이 좋고, 무릎도 눕거나 앉아서 운동하는 편이 안정적이다.

운동은 몸을 통증에서 자유롭게 만들고, 몸의 능력을 키워준다. 그렇다고 많이 하고 강하게 하는 것이 정답은 아니다. **내 몸에 맞게, 내가 일상생활에서 필요로 하는 운동량만큼 꾸준히 하는 것이 더욱 중요하다.** 아프지 않으려고 운동을 하는데 오히려 아픔이 생기면 안 될 일이다. 그렇기에 운동할 때 반드시 체중지지를 신경 써야 한다. 체중지지에 주의하면서 평소의 활동량만큼만 운동하는 것을 습관화하자.

05

헬스 운동과 재활 운동의 차이

근골격계 의료기관이 검사, 진단, 치료, 수술 등을 담당한다면 재활운동센터는 치료나 수술 후 회복, 만성적인 환자 관리 등의 역할을 한다. 헬스 운동이 건강한 사람을 더 건강하게 만드는 운동이라면, 재활 운동은 아픈 사람을 관리해 안 아프게 하는 운동이다. 또한 운

| 어깨와 가슴근육을 강화하는 운동 |

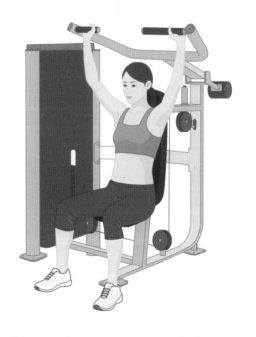

[헬스장의 운동기구를 이용한 헬스 운동]

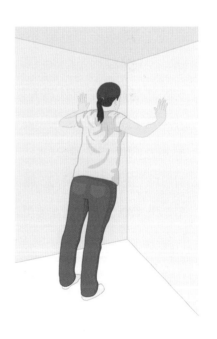

[벽 모서리를 이용한 재활 운동]

- 헬스 운동은 건강한 사람을 더 건강하게 만들기 위한 것이라면, 재활 운동은 아픈 사람을 아프지 않게 만들어주는 것이다.
- 재활 운동은 장소와 운동기구에 크게 제한을 받지 않고 집에서 쉽게 할 수 있다.

동기능평가를 통해 운동 전 트레이닝 계획을 제시하고 예측된 트레이닝 결과를 미리 설명한다. 덧붙이자면, 헬스장에서 하는 운동과 생활을 목적으로 하는 운동은 같은 운동이라도 전혀 다른 카테고리에 들어간다. 헬스장에서 하는 운동은 "아픈 곳이 없다"라고 가정하고, 건강 증진을 목적으로 하는 개념이 강하다. 그러나 재활을 목적으로 하는 운동은 어떠한 원인에서든 아픈 곳을 아프기 전의 상태로 되돌려 놓는 개념의 운동이다.

물론 최근에는 헬스장에서 운동하는 사람들의 인식이 많이 바뀌었다. 과거에는 멋진 근육질의 몸을 만드는 데 관심이 있었다면 요즘은 허리, 무릎 등 특정 신체 부위의 통증을 없애기 위해 체중 감량, 근력 강화 등을 향한 재활 치료의 개념으로 운동을 하는 경우가 많아졌다.

그러나 아쉽게도 아직까지 대부분의 국내 헬스장은 병원과의 협업 시스템을 갖추고 있지 않다. 따라서 원인과 진단, 현재의 상태 등을 정확하게 알고 운동을 해야 하는 통증 환자들에게는 위험할 수 있다. 잘못된 방법으로 운동을 하거나 상태에 맞지 않는 운동을 할 경우 척추나 관절의 상태를 악화시키고 통증이 더 심해지는 상황이 발생할 수 있기 때문이다.

따라서 **재활 운동은 헬스장보다 오히려 집에서 스스로, 손쉽게 할 수 있는 프로그램으로 실행하는 편이 훨씬 좋다.** 무겁고 복잡한 기구들을 사용하지 않으니 잘못된 운동으로 인한 위험 상황에서도 벗어날 수 있다. 비록 혼자 하는 운동은 흥미가 떨어질 수 있지만 확실한 목표와 확고한 의지를 가지고 꾸준히 한다면 반드시 좋은 효과를 거둘 수 있다.

06

관절 통증, 다쳐서 아픈 사람과
안 다쳐도 아픈 사람

관절에 통증이 오는 상황은 크게 두 가지로 나눌 수 있다. 부딪히거나 넘어지거나 꺾이는
등 관절이 큰 외부 충격에 노출된 경우와 반복적인 스트레스가 쌓이고 무리가 가서 퇴행
이 진행된 경우다. 한마디로 다쳐서 아픈 사람과 안 다쳤는데도 불구하고 아픈 사람으로
나눠진다. 이는 꼭 다쳐야만 관절 통증이 찾아오는 것이 아님을 의미한다. **다치지 않더라도
반복적인 스트레스가 쌓이게 되면 관절에 손상을 줄 수 있다는 것을 명심하자.**

따라서 다치지 않아도 아픈 퇴행성 통증에 대해서도 주의가 필요하다. 퇴행성이라 하면
빨리 늙는다는 것을 의미한다. 조직이 늙으면 혈액의 공급이 떨어지면서 몸의 각 부위에

| 관절의 퇴행 과정 |

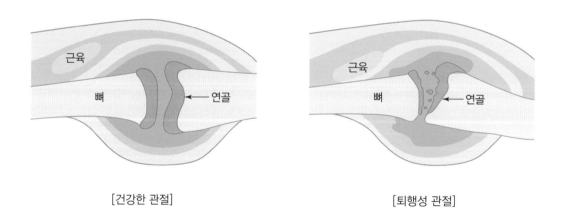

[건강한 관절]   [퇴행성 관절]

- 인대나 연골이 손상되었다가 회복되는 과정에서 통증은 사라지지만 흔적이 남을 수 있다.
- 이 경우 체중이 가해지는 활동인 걷기, 점프, 앉았다 일어서기 등을 반복적으로 하면 연골에 스트레스가
  가중되어 퇴행성 관절염의 원인이 될 수 있다.

영양이 충분히 공급되지 않는다. 그 결과 탄력성 감소, 근력 저하 등이 나타난다. 그렇기 때문에 늙으면 지명석인 병이 아니더라도 어딘가 늘 편안하지 않고 아픈 데가 생기기 마련이다. 또한 사람은 피부와 뼈, 근력의 나이가 다를 수 있다. 겉으로는 아주 젊어 보여도 MRI 같은 특수 장비로 정밀검사를 하면 관절이 닳을 대로 닳아 있는 경우가 있다. 근육에 볼륨이 없고, 근육 사이에 지방이 섞여 있는 경우도 종종 본다. 건강백세를 원한다면 피부 나이만 가꿀 것이 아니라 꾸준한 운동을 통해 관절 나이를 젊게 해야 한다.

간혹 젊었을 때 관절을 크게 다친 경우 관절의 퇴행 속도가 빨라지기도 한다. 관절에 심한 외상을 입었던 이들 중 특별한 이상이 없는데도 무릎이나 허리가 불편해 병원을 찾는 사례를 많이 보았다. 이는 과거 외상 후 완전히 치유되고 정상적인 생활에 불편함이 없었음에도, 시간이 지나 그 부위에 다시 통증이 나타날 수 있기 때문이다. 물론 모든 사람에게 절대적으로 적용되는 것은 아니지만 한번 크게 손상된 관절은 더 빠르게 늙을 수 있다. 뿐만 아니라 간단한 인대 손상이라도 체중지지가 많은 발목 등은 꾸준한 운동으로 인대 건강을 회복해야 한다. 그러지 않으면 시간이 지나 연골까지 손상돼 큰 수술을 결정해야 할 위험도 있다.

보통 환자들은 아프고 나서 통증만 없어지면 관절이 다 나았다고 생각하기 쉽다. 그러나 실제로는 그렇지 않다. 몸은 손상된 관절의 대안으로 다른 근육의 사용법을 익힐 시간이 필요하다. 그래야 통증이 없어진 후에도 몸에 기억된 습관이 지속적으로 관절과 근육의 안정성을 유지해준다. 발목이 아팠는데 시간이 지나고 무릎이 아프거나, 발목을 접질린 후 허리 통증이 찾아오는 악순환을 없애는 방법이기도 하다. 그러니 완전하게 통증을 치료하고 관절을 건강하게 만들기 위해서 반드시 꾸준한 운동이 필요하다.

07

서로 에너지를 전달하는 관절과 관절

우리는 흔히 몸을 움직일 때만 관절과 근육이 움직인다고 생각한다. 하지만 오래 앉아 있거나 서 있을 때처럼 직접적인 움직임이 없을 때도 관절과 근육은 우리 몸과 팔다리의 무게를 견뎌내기 위해 일을 한다. 각각 가지고 있던 에너지를 쓰는 것이라고 이해하면 된다.

잘못된 자세를 몇 시간씩 유지할 경우 한쪽 관절이나 근육에만 힘이 들어가면서 딱딱하게 굳는다. 산에서 내려오다 오른쪽 발목을 살짝 삐끗한 상태로 하산을 계속하면 자신도 모르는 사이에 왼쪽 무릎에 문제가 생길 수 있다. 걸을 때 필요한 오른쪽 엉덩이근육이 많이 약해지기도 한다. 또한 척추측만증인 청소년은 처음엔 허리 부위의 척추만 휘었다가 시간이 지나면서 등이나 목 부위에서 허리 반대쪽으로 척추가 휘어 S자 형태로 변하는 것을 흔히 볼 수 있다. 이는 모두 보상 작용으로 인한 변화다. 특히 우리 몸의 근골격계에는 이런 현상이 자주 일어난다. 균형을 유지하지 못하고 잘못된 자세나 힘으로 인해 근육과 관절이 스트레스를 받으면서 본래의 성질을 잃고 통증을 일으키는 것이다. 그렇기에 스트레칭을 할 때는 보상적 원리를 반드시 고려하고 균형을 생각하며 운동을 해야 한다.

우리 몸이 보상적 원리를 가지는 것은 모든 관절과 관절이 유기적으로 관계되어 있다는 증거이기도 하다. **골프나 테니스의 스윙, 야구 투수의 투구, 축구의 킥, 의자에 앉았다 일어설 때 등 겉으로 보이는 동작은 하나지만, 실제로는 많은 관절과 근육이 시간 차이를 두고 움직이면서 서로 에너지를 주고받는다.** 동작을 하는 중간중간 수축하거나 이완하는 근육의 위치도 모두 달라진다.

관절과 근육의 이 같은 상호 작용은 해부학적으로도 설명이 된다. 뼈와 뼈에는 관절이 있지만 그 뼈와 뼈의 연결은 또 다른 뼈에 있는 근육들이 붙잡아 주기에 가능한 것이다. 이러한 근육들이 서로 순차적으로 매끄럽게 작용하지 않고 어긋나는 것이 질병 초기 증상의 징후다. 예를 들어 의자에 앉았다 일어나는 동작을 할 때 허리를 구부렸다 펴는 과정에서 불편함을 느끼면 엉덩이나 다리의 움직임이 과도해진다. 때문에 동작이 유연하게 이뤄지는 것이 아니라 끊어지는 느낌이 들 수 있다. 이는 결과적으로 다리와 엉덩이의 통증을 발생시키는 원인이 되기도 한다.

이런 현상들을 반복적으로 오래 방치한 경우 관절이나 디스크의 퇴행 속도 역시 증가한다. 이를 예방하기 위해 운동이 필요하다. 운동은 불균형적인 근육이나 관절이 받는 압박을 분산시키고 줄여준다. 더불어 관절과 근육이 본래 가지고 있던 균형을 회복하도록 돕는다.

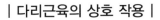

| 다리근육의 상호 작용 |

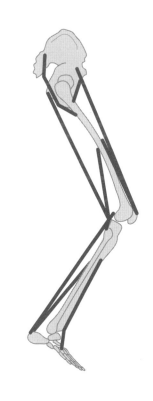

- 다리 운동을 할 때 관절이 원활하게 움직이는 것은 발목, 무릎, 엉덩이관절까지 2~3개 관절의 근육들이 맞물려 상호 보완하는 역할을 하기 때문이다.
- 관절은 각자의 힘도 필요하지만 서로 짝을 이루는 근육들의 힘이 비율적으로 잘 맞아야 온전한 안정성을 가질 수 있다.

| 골프 스윙 단계별 주요 근육의 움직임 |

- 골프 스윙 동작을 할 때 각 동작에 사용되는 주요 근육이 다르다.
- 이러한 동작들이 서로 부드럽게 연결되어 힘을 주고받아야 한다. 그렇지 않으면 신체 부위 중 한 곳에 위험 알람이 울리기 시작하고, 이는 점차적으로 다른 신체 부위까지 서서히 영향을 미친다.

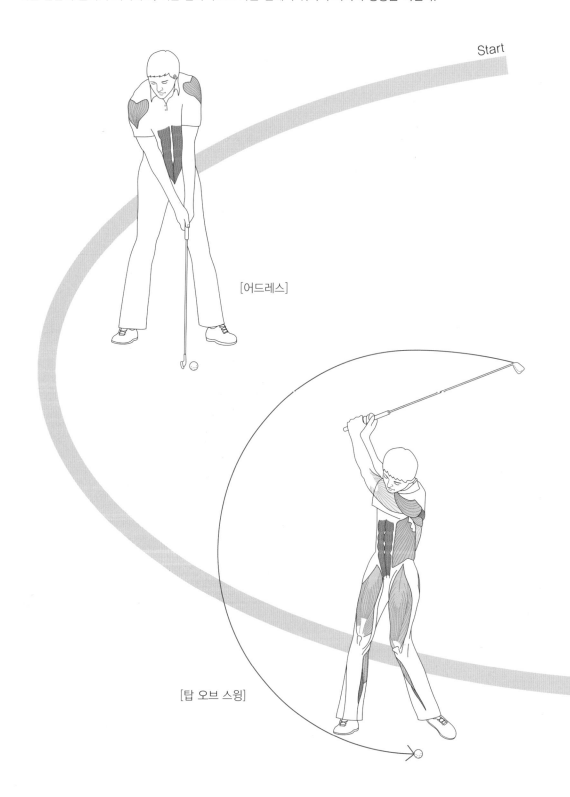

Start

[어드레스]

[탑 오브 스윙]

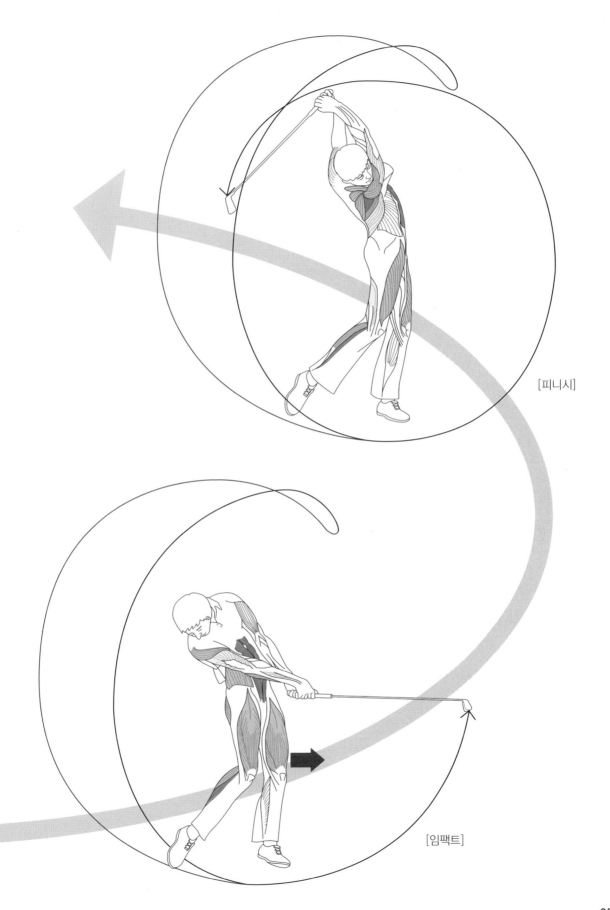

[피니시]

[임팩트]

08

디스크나 관절을 약하게 만드는 주된 원인

자세도 운동이다. 우리는 서 있거나 앉아 있거나 누워 있을 때, 정도의 차이는 있지만 무릎이나 허리에 가중되는 체중을 감당해내야 한다. 이때 체중을 받으면서 자세가 삐뚤어져 잘못된 자세를 유지하게 되면, 한쪽 근육에는 늘 힘이 들어가고 반대쪽 근육은 늘 이완되면서 몸의 불균형을 가져온다. 이런 상태로 시간이 더 흐르면 근육의 사이즈와 근력 등의 밸런스가 무너지게 되고, 주변 인대나 연골 등도 함께 약해져 끝내는 병원 치료를 받게 될 수도 있다.

따라서 몸을 움직이지 않을 때, 즉 고정된 자세일 때도 신경을 써야 한다. 운동을 하거나 움직일 때 자세가 잘못되는 경우 스스로 쉽게 인지하지만, 가만히 있는 상태에서는 자신도 모르는 사이에 서서히 잘못된 자세가 습관화된다. 잘못된 자세가 내 몸에 편한 자세가 되는 것이다. 이는 몸의 근육과 관절이 손상되는 원인이다. 그러나 반대로 생각하면 올바른 자세를 유지하면 관절과 근육의 손상을 예방할 수 있다는 의미이기도 하다.

일상생활에서 스마트폰 사용이 늘어나면서 목디스크 환자도 늘어나고 있는데, 이 경우가 잘못된 자세로 인한 관절과 근육의 문제가 생기는 대표적인 예다. 스마트폰을 사용할 때는 목의 위치가 올바른 자세에서의 위치보다 앞으로 나가게 된다. 자연스럽게 목부터 척추에 이르는 S자 곡선이 무너지고, 목의 뒤쪽을 당겨주는 근육이 약해지면서 어깨가 앞으로 나가 둥근 어깨를 만든다. 이렇게 연쇄 반응을 거쳐 디스크가 받는 압력이 강해지면 목디스크가 발생할 수 있다. 또한 둥근 어깨 때문에 어깨를 자주 들어 올리면서 힘줄이 뼈와 충돌해 어깨에 만성적인 염증이 발생할 수도 있다. 이처럼 잘못된 자세 하나가 만들어내는 결과는 결코 가볍지 않다.

| 잘못된 자세에 따른 디스크의 압력 차이 |

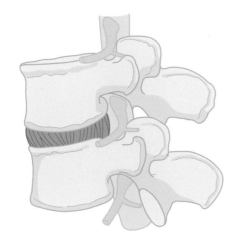

[정상 디스크]

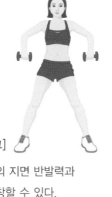

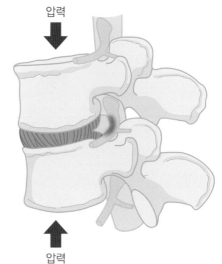

[서서 운동할 때 압력 차이로 삐져나온 디스크]

서거나 앉아서 상체를 움직일 때 아래로부터의 지면 반발력과
위에서부터 받는 수직 압력으로 디스크가 팽창할 수 있다.

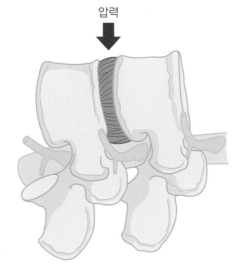

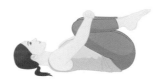

[바닥에 누워서 디스크에 수직 압력이 없는 상태]

누워 있을 때는 디스크가 수직으로 압력을 받지 않아
디스크의 부담이 줄어든다. 처음에는 이 상태에서 운동을
해야 위험을 최소화할 수 있다.

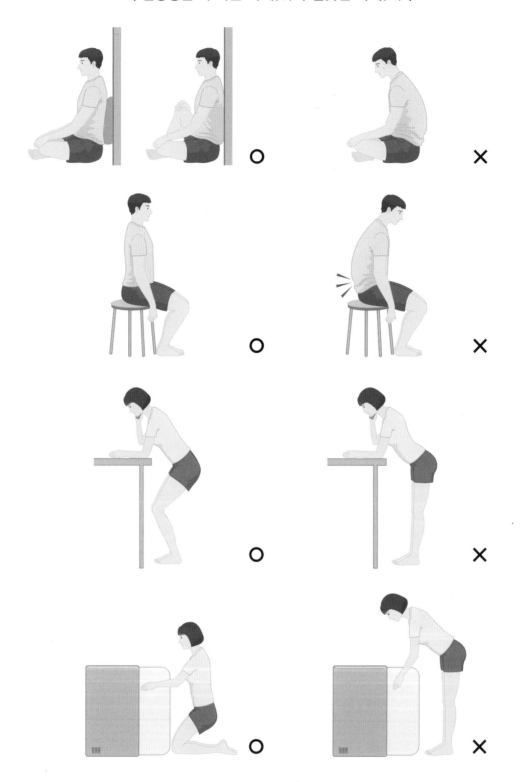

• 평상시 앉을 때 허리를 세우지 않고 웅크린 자세를 하거나 서 있을 때 두 다리의 무릎을 편 채 상체를 굽히는 자세,
  물건을 들 때 몸통과 팔이 멀리 떨어지는 자세 등 잘못된 생활 습관을 유지하게 되면 척추와 디스크에 압력이 강하게
  가해져 질병으로 발전할 수 있다.

마찬가지로 **잘못된 운동 방법이 허리디스크 질환을 악화시킬 수 있다. 따라서 허리 운동을 할 때 빈드시 한 가지는 기억해야 한다. 바로 눕거나 잎드려서 허리 운동을 하는 것이나.** 만약 허리 운동을 서서 하거나 앉아서 하게 되면 순간적이고 수직적인 압력에 중량이 더해져서 디스크가 터져버릴 수도 있다. 그러나 눕거나 엎드려서 운동하면 디스크가 견뎌야 하는 압력은 최소화되고, 허리 주변 코어근육(척추기립근, 엉덩이근육, 허벅지근육, 배근육)을 단련할 수 있다. 이는 위험은 줄이고, 운동 효과는 극대화할 수 있는 운동법이다.

바른 자세가 통증 없는 건강한 몸을 만드는 바탕이 된다는 사실을 꼭 기억하자. 더불어 일상생활에서 우습게 생각하는 잘못된 자세 때문에 통증이나 질병으로 큰 고생을 할 수 있다는 사실도 기억하자. 자세만 바로 해도 관절, 근육, 디스크는 물론이고 편안한 일상을 즐길 수 있으며, 통증으로부터 자유로워질 수 있다.

09

움직일 때 통증,
항상 아픈 통증, 운동 후 통증

척추관절 통증은 왜 나타나는 것일까? 교통사고나 운동 상해 등의 분명한 원인을 제외하고는 척추관절 통증으로 고생한 사람들은 그 원인을 궁금해한다. 일부는 과거에 무리했던 일을 후회하기도 하고, 바르지 않은 생활 습관을 통증의 원인으로 돌리기도 한다. 아니면 관절을 약하게 타고나서 그렇다고 이야기한다.

그러나 **통증의 원인은 기능적 측면의 4가지 유형에서 이해하는 것이 좋다. 과사용(Overuse), 사용 안 함(Disuse), 잘못 사용함(Misuse), 남용(Abuse)이다. 잘 생각해보면 대부분 생활 습관이나 운동 습관에 이 모든 경우가 포함된다.**

움직일 때 통증

척추관절이 불편한 환자들에게 "언제 통증이 많이 찾아옵니까?"라고 물어보면 어떤 환자는 움직이는 순간 통증이 온다고 하고, 어떤 환자는 활동이 많았거나 운동을 한 날 저녁에 통증이 주로 나타난다고 한다. 이는 같은 부위에서 통증을 느끼더라도 통증의 유형, 느껴지는 순간 등이 모두 다르고, 통증이 나타나는 원인 또한 다르기 때문이다. 따라서 척추관절의 통증은 정확하게 진단을 받는 것이 가장 바람직하다.

이외에도 진단이 필요한 경우가 있다. 염증적 요소가 의심되는 경우에도 재활 운동보다 병원 치료를 우선하는 것이 바람직하다. 계단을 밟을 때 뒤꿈치가 바닥에 닿는 순간 무릎에 통증이 온다든지, 오랫동안 허리를 구부리고 있다 펴는 순간 통증이 나타나는 경우가 염증적 요소에 해당한다.

몸을 낮이 움직이거나 가만히 있는 것과 상관없이 항상 통증이 있으면 정확한 진단과 치료를 받고 의사의 판단과 처방 후에 운동을 시행해야 한다. 요통의 원인이 디스크에 있으면 오래 앉아 있거나, 오래 서 있거나, 잘못된 방법으로 물건을 들거나, 허리를 구부릴 때 통증을 느낀다. 아침보다 오후에 통증이 더 커지는 것도 특징이다. 척추 뒤쪽 관절(후관절)에 원인이 있으면 주로 자세를 바꿀 때 통증이 느껴지며, 오후보다 아침에 통증이 크다.

| 다양한 통증의 원인 |

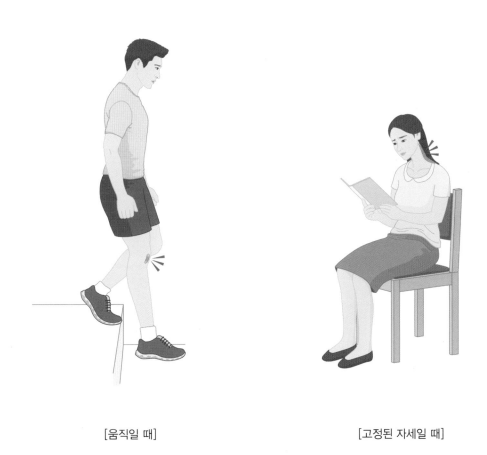

[움직일 때]　　　　　　　　　　　　[고정된 자세일 때]

- 운동으로 인해 염증이 생겨 발생한 통증은 병원 진료가 우선적으로 필요하다.
- 항상 아픈 만성적인 통증은 약한 강도부터 서서히 운동을 해주면 통증 해소에 도움이 된다.
- 계단을 오르고 내릴 때 어느 한 각도에서 날카로운 무릎 통증이 있으면 급성질환일 가능성이 높고, 한 자세로 오래 있을 때 서서히 아파오는 통증은 만성질환일 가능성이 높다.

위의 경우들과 달리 운동 후 나타나는 일반적 통증은 오랜 시간 무리한 사용으로 근육이 약해져 일어나는 만성적 통증이기 때문에, 무리하지 않고 약한 강도부터 서서히 혼자서 할 수 있는 재활 운동을 실시하는 것이 통증을 이겨내는 방법이다.

운동이 늘 만병통치약은 아니다. 내 몸에 알맞은 운동을 해야 건강을 챙길 수 있다. 무조건 운동을 하면 좋다는 식의 접근은 오히려 위험을 키우는 발단이 될 수 있다. 그렇기에 통증이 발생하기 전부터 꾸준히 운동을 하는 것과 통증 발생 후 정확하게 내 몸을 이해하고 운동을 하는 것이 중요하다.

10

어깨 통증의 주된 원인

다른 관절도 마찬가지겠지만, 특히 어깨 통증은 과사용(overuse), 사용 안 함(disuse), 잘못 사용(misuse)이 주된 원인이다.

과사용(overuse)의 예

과사용의 대표적인 사례가 야구선수 중 투수의 경우다. 투수는 매일 수십 개의 공을 던지면서 빠른 스피드를 내기 위해 팔을 앞으로 내뻗는 행동을 반복한다. 이때 특정한 각도에서 어깨를 회전하기 위해 움직이는 회전근에 무리가 가서 염증을 발생시키고 통증을 유발한다.

사용 안 함(disuse)의 예

어깨 사용을 많이 안 하면 어깨의 관절막이 굳어가고, 이는 어깨를 돌리는 윤활제 역할의 물주머니 수분을 마르게 해 오십견과 퇴행성 어깨 질병을 진행시킨다. 또 수술이나 손상으로 인한 통증으로 어깨를 잘 사용하지 않으면, 목디스크나 근육이 경직되는 2차적인 문제로 이어질 수 있다. 그래서 어깨를 적절하게 사용하고 바르게 운동하는 것이 무엇보다 중요하다. 다음 제시하는 '올바른 어깨 사용의 원칙 5가지'를 잘 지킨다면 어깨 건강에 상당한 도움이 될 것이다.

1. 항상 바른 자세를 유지한다.
2. 가급적 몸통 가까이에서 팔을 들어 올린다.
3. 운동하기 전 반드시 어깨 스트레칭을 한다.
4. 어깨보다 높은 위치에서 오랫동안 팔을 사용하는 일을 할 때는 바닥의 높이를 높여주는 것이 좋다.
5. 어깨와 팔을 과하게 뻗어서 사용하는 것을 피한다.

일반인 대부분은 '잘못 사용'이 원인으로 어깨 통증을 경험한다. 대표적인 잘못된 자세는 헬스장에서 팔을 위에서 아래로 내리는 어깨 운동을 할 때, 팔을 뒤로 젖혀서 어깨 뒤에 있는 손잡이를 잡아당길 때, 팔을 쭉 뻗어서 컴퓨터 자판을 칠 때, 차 앞 좌석에서 몸을 돌려 뒷좌석에 있는 물건을 집을 때, 자동차 핸들을 너무 높게 하고 윗부분을 잡고 운전할 때, 세탁기에서 멀리 떨어져 빨래를 넣고 꺼낼 때, 물건을 허리 펴고 들거나 멀리 떨어져서 들어 올릴 때 등이다. 이런 잘못된 행동은 어깨를 움직이는 데 필요한 회전근을 약하게 하여 염증을 일으키거나 퇴행성 변화를 일으켜서 어깨가 위로 움직일 때 집히는 듯한 통증을 유발할 수 있다.

몸 앞에서 이루어지는 일에 어깨를 주로 사용하다 보면 뒤쪽 어깨뼈 주변 근육들은 항상 늘어난 상태로 있게 된다. 또 앞쪽 가슴근육들은 짧아져 옆에서 볼 때 목이 거북목 형태로 돌출되고, 어깨는 둥글게 변해간다. 이는 물건을 앞으로 높이 들어 올릴 때 견봉(어깨뼈의 바깥쪽 끝부분) 아래에 있는 힘줄과 어깨가 충돌하면서 마찰을 일으켜, 어깨를 회전하는 데 가장 중요한 힘줄(극상건)에 염증을 유발한다.

| 어깨 통증을 일으키는 잘못된 자세(✗)와 바른 자세(〇) |

꾸준한 어깨 스트레칭과 근력 운동은 잘못된 자세로 인해 생기는 스트레스와 통증을 막아준다.

[세탁기에서 빨래를 꺼내거나 넣을 때]
몸과 팔이 거의 떨어지지 않도록 최대한 세탁기와 가까운 위치에서 빨래를 꺼낸다.

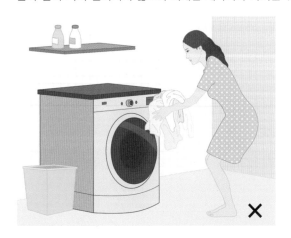
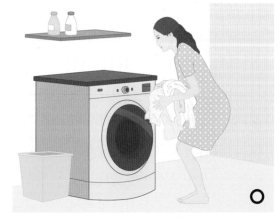

[차 뒷좌석에서 가방을 가져올 때]
어깨만 뒤로 돌려 뒷자석에 있는 가방을 가져오는 것은 어깨 통증의 원인이 될 수 있다.

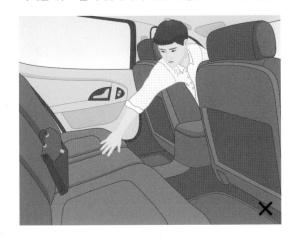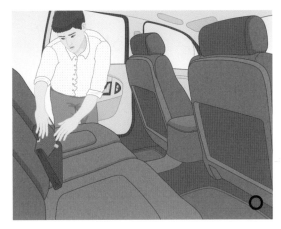

[컴퓨터 자판을 칠 때]
위팔과 몸통 사이의 거리가 최대한 가깝게 한다.

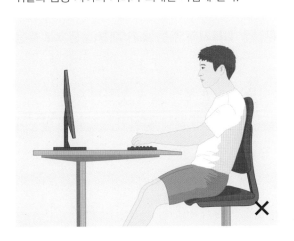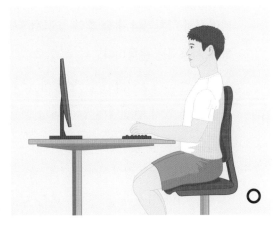

[책장 위를 청소할 때]
팔을 높이 뻗지 않고 최대한 몸과 팔이 가깝게 한다.

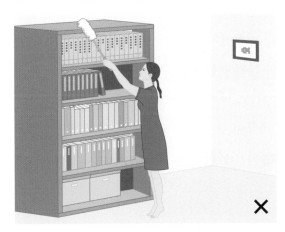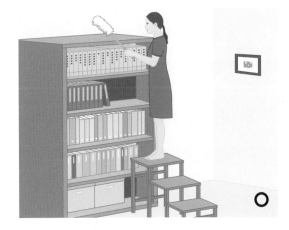

11

유연성도 운동이다

대부분의 사람들은 운동이라 함은 뛰어서 땀이 나거나 웨이트트레이닝과 같이 근육이 뻐근해야지만이 운동이라 생각한다. 요즘은 그런 운동 이외에도 관절의 움직임을 좋게 해주는 스트레칭도 운동이라 하며, 넘어지지 않으려고 하는 운동신경인 평형감각도 운동이라고들 한다. 이런 운동들은 나이가 들면서 만성적인 척추나 관절에 통증이 있는 사람, 낙상 위험이 있는 노인들에게 중요하다. 특히 **스트레칭과 같은 유연성은 허리나 어깨가 운동이나 넘어져서 다치거나 수술 후에 놀라서 구축된 관절을 회복시켜 주는 초기 재활 운동으로 유용하게 사용되는 운동이다.**

흔히 스트레칭이라 함은 단순히 근육을 늘려주는 것만 생각 할 수 있는데 어깨 관절의 오십견과 같이 관절막이 굳는데도 사용이 되며, 근육 끝과 뼈에 붙어있는 힘줄에 염증이 생겼을 때도 굉장히 효과적이다.

다른 힌편으로 평상시에도 스트레칭 운동을 통해서 관절의 움직임을 좋게 해 준다면 무릎 연골이나 디스크 등 혈액순환을 도와 퇴행성을 예방하는데 많은 도움이 될 수 있다. 최근에는 스트레칭이 운동선수들이 경기 전 몸을 풀기 위한 워밍업 수준에서 벗어나 내 몸이 어디인가 뻣뻣하거나 피곤할 때, 그리고 심한 운동 후 회복 과정에도 도움을 준다는 사실을 이제 일반인들조차 인식하고 있는 것 같다. 의료계 현장에서도 의사들이 주사나 약물 후에 관절의 가동 범위를 늘리거나 재발을 예방하기 위해 스트레칭 처방을 자주 하는 이유는 스트레칭이 바로 '근육 이완제' 역할도 하기 때문이다.

스트레칭이 더 좋은 효과를 보려면 원인이 되는 근육이나 관절을 찾아 정확한 방법으로 수행해야 하며, 이는 어딘가 답답한 내 몸을 바꾸어 줄 뿐만 아니라 가벼운 움직임으로도 기능을 할 것이다. 마사지와 같은 수동적 방법이 가만히 있는 굳은 팔다리를 풀어준다면 능동적 스트레칭을 한다는 것은 걷거나 뛸 때도 더 민첩하고 빠르게 몸을 변화시켜준다는 사실을 기억하면 좋다.

| 스트레칭을 통한 재활 운동의 예시 |

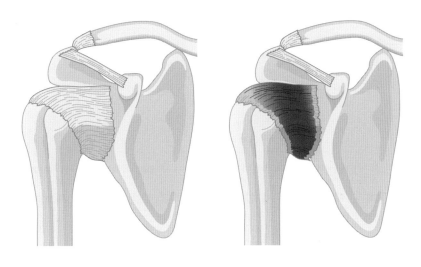

[건강한 어깨 관절]   [염증으로 인해 유착된 관절막]

• 어깨 오십견은 염증에 의해 관절막이 굳으면서 어깨의 원활한 움직임을 제한시킨다. 이와 같은 경우 스트레칭을 통해
  관절막을 늘려 가동 범위를 넓힐 수 있다.

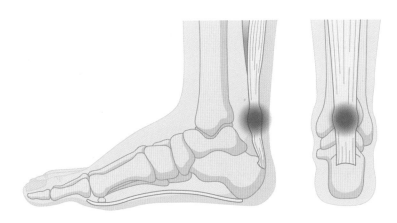

[아킬레스건 힘줄의 염증]

• 아킬레스에 염증이 생기면 종아리 부위까지 통증이 생길 수 있다. 걸을 때마다 자극이 오는 힘줄을 스트레칭으로 늘
  려주면 힘줄뿐만 아니라 종아리 근육까지 부담을 줄일 수 있다.

12

관절은 늙고 체중이 늘 때

척추와 관절은 대략 30세 이후부터 점점 늙어가고 퇴화한다. 반면 나이가 먹을수록 쉽게
살이 찌고 근육도 약해진다. 다시 말하면 운동 부족으로 관절막과 관절이 움직이는 데 필

| 체중에 따라 무릎관절이 받는 압력 차이 |

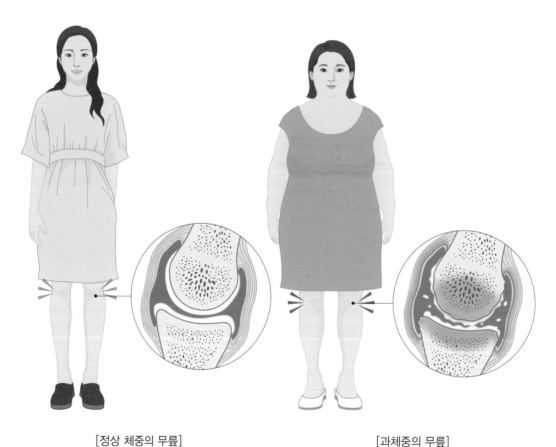

[정상 체중의 무릎]   [과체중의 무릎]

- 나이가 들면서 상체 체중이 늘고, 다리근육이 약해지면 퇴행성 관절염이 더 빨리 올 수 있다.
- 나이가 젊어도 심한 과체중이면 무릎관절에 무리가 가서 퇴행성 관절염이 이른 시기에 올 수 있다.

요한 윤활유 역할을 하는 관절낭의 수분이 말라 탄력성을 잃어간다. 뼈의 경우 여성의 골 밀도는 매년 4퍼센트 정도 감소하고, 생년기 이후 10년 동안 내략 40퍼센트 정도 감소한 다. 또한 근육과 뼈를 연결하는 힘줄도 퇴행성 변화에 따라 젊음을 잃어간다. 이런 원인들 로 인해 점점 관절에 통증이 생기면서 활동량이 줄어든다. 활동량이 줄어들면 과체중 위 험이 높아진다. 체중 증가는 관절을 펴고 구부릴 때 관절이 받는 압력을 더욱 가중시킨다. 결과적으로 관절의 통증이 유발되는 악순환이 계속되는 셈이다.

사실 근력의 감소는 당연한 신체의 변화다. 인간의 신체 주기를 보면, 근력이 증가하는 짧 은 기간이 있고 그 뒤에는 지속적으로 근력이 쇠퇴하는 긴 기간이 온다. 우리는 대략 25세 부터 근육을 잃어가기 시작하고 삶이 끝날 즈음에 근육의 30~40퍼센트 정도를 잃는다. 근력과 활동성은 쇠퇴하고, 근육은 줄어들고, 에너지 레벨도 떨어진다. 그렇다면 자연스러 운 변화이니 이로 인해 발생하는 통증도 그냥 참아야 할까? 당연히 아니다. 신체의 퇴행적 변화들을 해결하는 좋은 방법이 바로 스트레칭과 근력 운동이다.

스트레칭은 관절막을 보호하고 근육을 따뜻하게 하여 통증을 완화한다. 근력 운동을 통해 만 들어진 근육들은 관절이 흔들리지 않도록 뼈와 뼈를 지지해 안정성을 만들어준다. 또한 적 당한 수준의 스트레칭과 근력 운동은 외부 저항력을 높여주고, 퇴행성 디스크와 관절 질 병을 예방하는 데 큰 역할을 할 수 있다. 그래서 나이에 의해 어쩔 수 없이 약해지는 관절 을 건강하게 유지하는 방법 중 하나가 '근력'이다. 이를 증명하는 대표적인 예가 무릎 인 공 관절 수술로 병원에 입원한 환자들의 허벅지 굵기다. 운동을 하지 못하는 환자들의 허 벅지는 대부분 손목처럼 가늘어져 있다. 따라서 관절이 늙어가고 체중이 조금씩 늘어나는 것이 느껴진다면 주저 없이 운동을 시작하자. 운동은 통증 예방은 물론 건강한 몸을 오래 유지할 수 있는 원동력이다.

13

무릎과 허리 건강을 좌우하는 허벅지 굵기

평소 필자는 허벅지근육의 중요성에 대해 자주 강조한다. 몇 해 전, 해외 〈당뇨저널〉에서는 허벅지 굵기와 혈당의 상관관계를 발표했다. 인체는 혈중에 돌아다니는 당 성분을 근육에 글리코겐 형태로 저장하는데, 이때 많은 근육량을 자랑하는 허벅지가 혈액 속의 당 성분을 글리코겐 형태로 저장해두어 혈액 속의 혈당 수치를 줄여주는 중요한 역할을 한다는 것이다.

허벅지근육은 대퇴사두근(외측광근, 대퇴직근, 중간광근, 내측광근 등 4개의 근육)과 햄스트링(Hamstring, 대퇴이두근, 반건양근, 반막양근 등 3개의 근육)으로 구성되어 허벅지 앞뒤에서 서로 균형을 맞춰간다. 무릎을 접었다 폈다 할 때 주로 사용되며, 엉덩이관절을 앞뒤 좌우 굽히고 펼 때, 회전할 때도 그 역할을 담당한다.

대퇴사두근 중 대퇴직근이라고 하는 긴 근육은 무릎뼈(슬개골)에 붙어 무릎관절을 경유하여 엉덩이관절까지 연결되어 있다. 뒤쪽 햄스트링도 마찬가지로 엉덩이뼈(장골)에서 시작해 무릎을 경유하여 무릎 아래 정강이뼈(경골)까지 연결되어 있다. 이 허벅지근육은 엉덩이와 몸통을 떠받치고, 무릎 아래까지 에너지를 전달해준다. 이들은 서로 짝(couple)을 이루지만 균형이 맞지 않을 경우 무릎의 인대나 근육 파열을 일으킬 수도 있다.

또한 운동으로 다져진 햄스트링이나 허벅지근육은 앉아 있다 일어날 때, 운동 혹은 생활 속에서 몸통을 굽히고 폈다 할 때 허리근육의 부담을 줄여주어 허리를 보호한다. 걸을 때나 점프할 때 무릎에 가해지는 수직적 체중의 압력을 분산시켜주는 역할도 허벅지근육의 몫이다. 따라서 **허벅지근육의 약화는 퇴행성 관절염을 진행시키며, 무릎을 불안정하게 하는 원인이 된다.**

| 허벅지근육의 힘이 중요한 운동 |

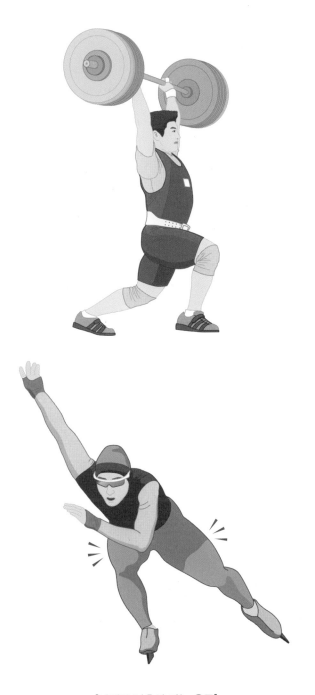

[자세를 낮추어 하는 운동]

• 허벅지근육은 엉덩이와 몸통을 떠받치고 무릎 아래까지 에너지를 전달해주는 역할을 한다.

• 허벅지근육은 몸의 균형을 잡아주는 중심 역할을 수행하고 있는 만큼 중요성을 아무리 강조해도 지나치지 않다.

• 자세를 낮추어 운동하면 허벅지근육을 단련할 수 있다.

인체의 엉덩이는 아래로는 다리, 위로는 몸통에 연결되어 있어 허리와 함께 중심부 역할을 담당한다. 엉덩이뼈가 좌우 대칭이 틀어지거나 앞뒤로 기울어지면 허리의 척추 만곡이 변하고(척추측만증), 허벅지근육이 짧아지거나 길어지기도 한다. 이는 몸의 중심을 잃게 하고 다른 부위에서 불완전하게 보상 작용이 일어나 요통과 디스크 질환을 만드는 원인이 된다. 또한 중력의 부담을 더 받아 무릎관절의 연골이 약해지게 만든다.

허벅지근육의 유연성 운동은 눕거나 엎드려서, 앉거나 서서 모두 가능하다. 팔이 짧으면 수건 등을 이용하면 좋다. 하지만 서서 몸통을 굽혀 햄스트링을 늘여주는 스트레칭은 이미 허리가 약한 사람은 디스크에 압력을 줄 수 있으므로 피하는 것이 좋다.

　허벅지 근력 강화 운동으로 스쿼트 자세를 많이 한다. 벽에 등을 맞대고 등과 벽의 마찰로 서서히 미끄러지면서 내려갈 수 있을 만큼만 내려갔다가 서서히 무릎을 펴는 것이 가장 기본적이다. 무릎 끝이 발끝보다 앞으로 나가면 무릎에 상당한 무리를 줄 수 있기 때문에 삼가는 것이 좋다.

　또한 이 운동은 누워서, 엎드려서, 앉아서 등의 다양한 방법으로도 할 수 있다. 무릎이 약할 경우 처음에는 모래주머니를 발목에 차고 하는 것도 괜찮다. 더 약하면 다리 자체의 무게를 이용하여 들어 올리는 운동만 해도 효과가 크다. 힘이 좋은 사람은 헬스장에서 무거운 저항의 무게를 걸고 다리 운동을 하는 것도 좋다. 이렇듯 운동을 통해 꾸준하게 허벅지근육을 관리하면 무릎관절과 허리를 지키는 데 커다란 도움이 된다.

14

활동이 왕성한 겉(대)근육

모든 근육들은 어떤 작용에 의해 안정성을 유지하려고 하고, 이러한 모든 움직임은 신경계의 영향을 받는다. 겉근육(대근육, Global Muscle)은 능동적으로, 속근육(소근육, Inner Muscles)은 수동적으로 서로 의존적인 관계를 유지한다. 또 관절이 움직이는 힘의 측정(Strength Test)에는 겉근육이, 움직이지 않는 힘의 측정에는 주로 속근육이 관여한다. 겉근육은 인체의 안정성 유지를 위해 외부 압력으로부터 힘을 흡수하거나 분산하는 역할을 하고, 속근육은 관절의 안정성에 직접으로 관여한다. 겉근육은 몇 개의 관절을 경유하여 길고 근육량도 많아서 크게 움직이는 힘으로 에너지를 발휘한다. 다시 말해 일상생활에서 몸의 동작을 크게 하거나 힘을 많이 쓰고 활동량이 많은 스포츠 활동을 할 때 대부분 겉근육을 사용한다.

스트레칭을 통한 겉근육의 근력 강화는 속근육의 부담을 줄여주고 외부 저항으로부터 잘 견디게 만든다. 또 근육신경계의 활동을 원활하게 해서 과도하게 움직이는 동작을 제어하며 정확하고 안정된 관절 움직임을 만들어서 상해 예방에도 많은 도움을 준다. 반대로 지나치게 사용하면 부상도 잦다. 이런 부상은 통증이나 심리적 위축감으로 정상적 사용이 힘들어 그만큼 회복도 늦고 결과적으로 근육을 짧게 만드는 원인이 된다. 한 번이라도 다쳤던 근육은 그만큼 위험 신호에 대처하는 반응 시간이 늦어져 근육이나 힘줄이 늘어지고 찢어질 위험성도 높다.

대부분의 겉근육은 상호 작용하는 단짝이 있다. 대표적인 근육이 햄스트링과 장요근, 전경골근과 비복근, 대흉근과 능형근이다. 팔의 상완이두근이 너무 길어지면 상완삼두근이 잡아주고, 반대로 상완삼두근이 길어지면 상완이두근이 그 역할을 대신한다.

겉근육은 아래쪽으로 척추기립근과 장요근, 복직근이 있고 위쪽으로 광배근과 흉쇄유돌근, 대흉근이 있다. 몸통에는 승모근, 삼각근, 상완근이 있고 다리에는 대둔근, 햄스트링, 대퇴사두근, 비복근이 있다.

| 몸의 겉(대)근육 : 앞 |

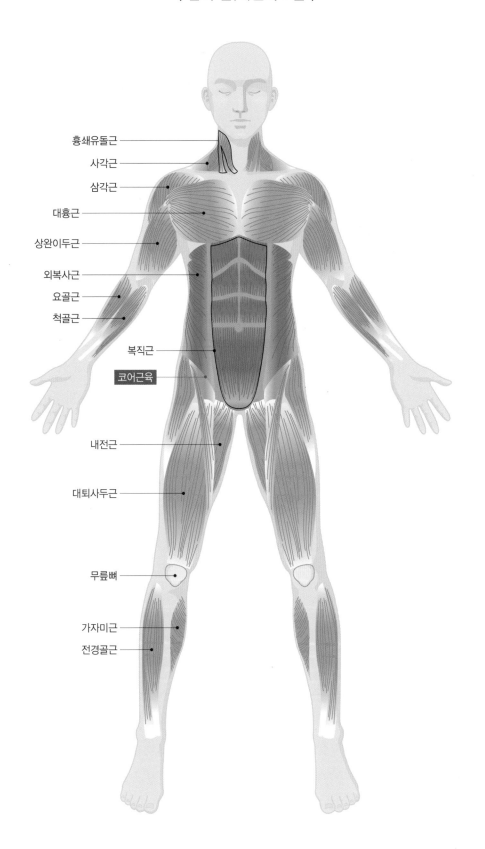

흉쇄유돌근

사각근

삼각근

대흉근

상완이두근

외복사근

요골근

척골근

복직근

코어근육

내전근

대퇴사두근

무릎뼈

가자미근

전경골근

| 몸의 겉(대)근육 : 뒤 |

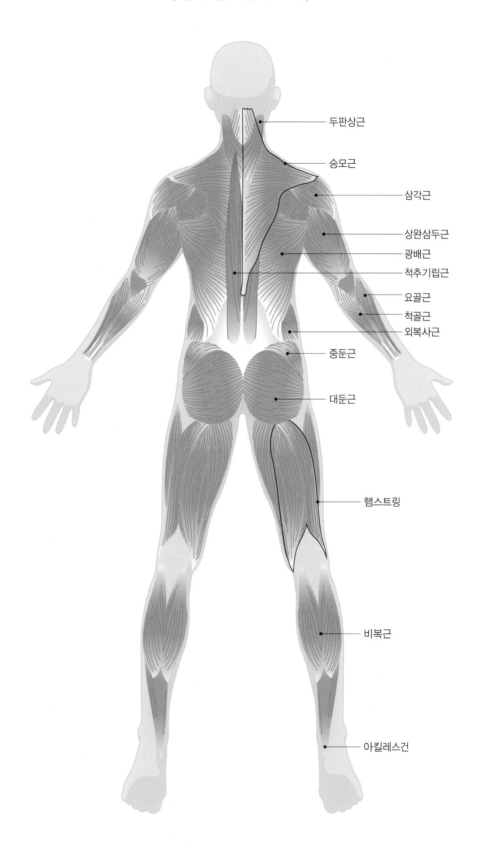

두판상근

승모근

삼각근

상완삼두근

광배근

척추기립근

요골근

척골근

외복사근

중둔근

대둔근

햄스트링

비복근

아킬레스건

| 몸에서 중요한 겉(대)근육의 특징 |

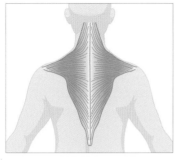

목과 어깨 승모근

위로는 뒤통수뼈(후두골)부터 아래로 등뼈(흉추)에 이르기까지 길게 내려오며, 옆으로는 어깨뼈(견갑골)까지 걸쳐 있는 길고 얇은 근육으로, 어깨뼈를 움직이고 팔을 지탱한다. 크게 윗부분, 중간 부분, 아랫부분으로 나뉘는데, 윗부분은 어깨뼈를 올리고 중간 부분은 어깨뼈를 늘이며(뒤로 당김) 아랫부분은 어깨뼈를 내리는 작용을 한다.

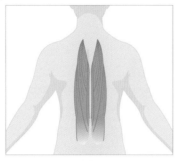

허리 척추기립근

척추를 감싸고 있는 근육으로 척추를 지탱하는 역할을 한다. 가볍게 걷는 동작만으로도 척추기립근이 재정렬되는 등 평소 운동을 통해 강화해주면 척추측만증을 예방할 수 있다. 바닥에 매트를 깔고 엎드려 팔과 다리를 동시에 들고 20초가량 버티는 운동도 도움이 된다.

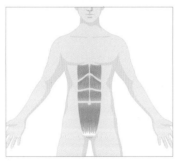

배 복직근

일명 식스팩(Six pack)으로 앞배벽을 이루는 세로 근육이다. 길고 넓은 가죽끈 모양으로 배 안 장기를 상해나 손상으로부터 보호하고 배의 내용물을 압박하거나 복압을 올리는 기능, 몸통 운동과 자세 유지를 돕는 기능을 담당한다.

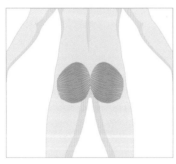

엉덩이 대둔근

엉덩이에 있는 근육 중 가장 큰 근육으로 강력한 힘을 낸다. 허리나 다리를 쭉 펴는 직립보행에 매우 핵심적인 기능을 담당하며, 앉거나 숙인 자세에서 몸을 들어 올릴 때 가장 크게 작용한다. 좌식 생활을 주로 하면 대둔근이 약화될 수 있다.

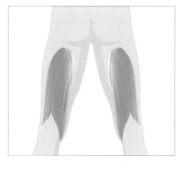

넓적다리 햄스트링

허벅지 뒤쪽 부분의 근육으로, 자동차의 브레이크처럼 동작을 멈추거나 속도 감속 또는 방향을 바꿔주는 역할을 한다. 일반적으로 운동선수가 빠른 속도로 달리다가 갑자기 방향을 바꾸거나 다리에 무리하게 힘을 주면 손상될 수 있다.

15

속앓이하는 속(소)근육 치료법

보이지도 잘 만져지지도 않는 근육 속 근육들, 피부 깊이 있고 뼈 바로 근처에서 관절이나 뼈를 보호하고 가장 많이 아파하는 근육이 바로 속근육이다.

실제적으로 근육의 역할을 보면 크게 겉근육과 속근육으로 나뉜다. 겉근육은 겉에서도 잘 보이는 근육으로, 척추기립근이나 어깨의 삼각근같이 운동이나 일상생활에서 크게 움직이는 동작을 할 때 작용한다. 반대로 속근육은 주로 몸을 바르게 잡아주고 관절의 과도한 움직임을 제한하거나 조절하는 역할을 하는 몸속 근육들이다.

이런 속근육들을 다른 말로 안정화 근육(Stabilizer Muscle)이라고 한다. 물건을 들어 올리거나 몸을 움직일 때 직접적으로 관여하지 않지만 세세한 움직임을 조절하는 역할을 하기 때문에, 가만히 있는 자세에서도 속근육은 많은 스트레스를 받는 특징이 있다. 우리 몸에서 중요한 속근육은 어깨의 극상근, 허리의 다열근, 엉덩이의 중둔근 등이다.

겉근육과 속근육은 각자의 역할을 가지면서 상호 작용을 한다. 그렇기에 겉근육이 약하면 자신도 모르는 사이에 속근육 사용이 많아져 조금만 일을 해도 쉽게 피곤해질 수 있다. 또한 속근육이 잘못된 자세로부터 관절을 지키기 위해 쓸데없는 에너지를 사용하게 되면 겉근육 활동이 힘들어지는 경우도 있다.

오랫동안 허리가 아프다, 어깨가 아프다, 엉덩이가 아프다, 허벅지가 아프다 할 때나 다쳐서 통증이 지속된다면 속근육에 문제가 있는 경우가 대부분이다. 특히 속근육의 문제는 갑작스러운 외부 압력에 의한 손상보다는 주로 잘못된 생활습관으로 발생한다. 즉 움직이지 않고 한 자세로 계속 있으면서 발생하는 만성적, 국부적 스트레스에 의해 염증 반응을 일으키는 것이다. 이러한 스트레스는 속근육 양쪽 끝에 붙어 있는 힘줄에도 영향을 미칠 수 있다.

이런 통증으로 병원 치료를 처방받으면 주사 치료, 물리치료, 도수치료, 침치료, 체외 충격파 등 다양한 방법의 치료를 받게 된다. 속근육은 근육 속에 깊이 자리하고 있어 지료 섭근성이 까다롭다. 그래서 일시적인 치료 후에 바로 회복되기도 하지만 약효가 떨어지면 통증이 재발하는 경우가 빈번하다. 이때 통증의 재발을 방지하기 위해 스트레칭과 근력 운동이 필요한 것이다. 최근 전문의들 역시 재발 방지와 더 빠른 회복을 위해 힘줄과 근육 치료 후 바로 스트레칭과 근력 운동을 처방하는 경우가 많다. 이렇게 **재활의 개념으로 스트레칭과 근력 운동을 할 때 중요한 것은 정확한 자세다.** 관절의 각도에 따라 운동되는 근육 부위가 달라지기 때문이다. 올바른 스트레칭만으로도 속근육 통증을 빠르고 효과적으로 완화할 수 있다.

| 몸에서 중요한 속(소)근육의 특징 |

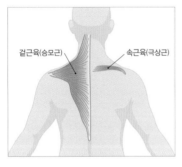

어깨 극상근

어깨는 해부학적 구조상 손상이 가장 많은 부위다. 그러나 극상근이 안정되어 있으면 손상을 예방할 수 있다. 반대로 오랫동안 극상근이 제대로 기능을 못하면 목 통증까지 유발할 수 있다

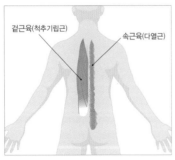

허리 다열근

허리 다열근은 척추를 직접적으로 잡아주고 균형을 유지하며 허리 움직임에 도움을 주는 중요한 근육이다. 요통이 있는 사람들은 주로 다열근 경직이 원인이다.

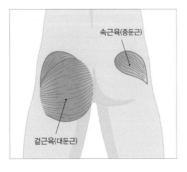

엉덩이 중둔근

엉덩이와 허벅지 옆쪽에 연결된 근육으로, 걷고 달리는 데 역학적으로 중요한 역할을 한다. 이 근육의 강화는 엉덩이관절의 균형을 잡아주며 허벅지가 힘을 쓰는 데도 큰 역할을 한다. 또한 무릎 손상도 예방할 수 있다.

| 몸의 속(소)근육 |

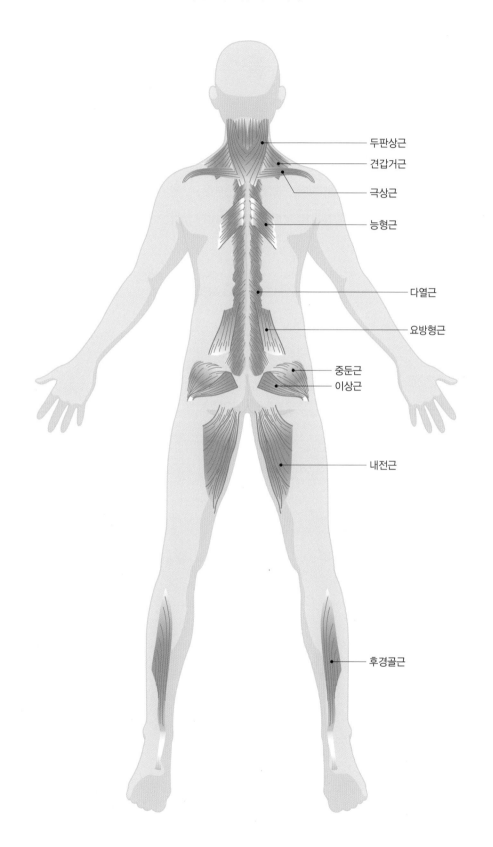

두판상근

견갑거근

극상근

능형근

다열근

요방형근

중둔근

이상근

내전근

후경골근

16

뼈도 움직이는 파워 근육들

재활 운동이나 근력 운동을 통해 힘 있는 근육을 만들면, 뼈와 관절의 구조물(관절낭, 인대 등)이 다소 약해지고 불완전하더라도 뼈와 인대가 하는 역할의 부족한 부분을 대신하고

| 척추측만증의 증상 |

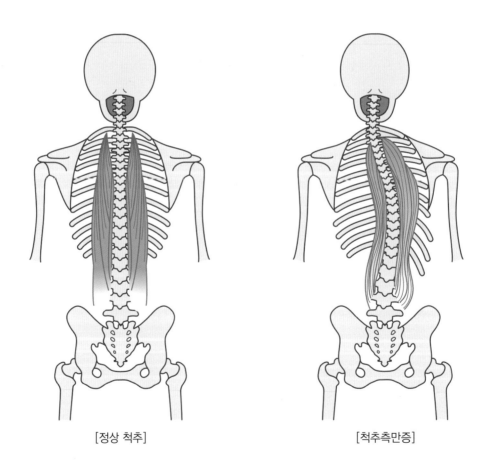

[정상 척추]   [척추측만증]

• 척추측만증은 대부분 특별한 원인 없이 찾아오기도 하고, 생활습관이나 잘못된 자세에 의해 나타나기도 한다.
• 재활 운동이나 근력 운동은 이제 막 시작되는 경미한 휨이나 이미 진행 중인 휨의 속도를 다소 늦춰줄 수 있다.

보충해준다. 또한 갑작스러운 강한 충격으로부터 뼈를 보호해주는 역할도 한다. 이처럼 운동을 할 때 다치거나 동작 중에 통증이 발생하는 것을 예방하기 위해서는 반드시 힘줄이나 몸통 회전 근육을 늘여주어야 한다. 즉 갑작스러운 긴장으로부터 우리 몸을 지킬 수 있도록 대비책을 만드는 것이다. 특히 탁구나 골프와 같이 반복적이고 방향이 한쪽으로만 편향된 운동이나 체조와 같이 반복적으로 과하게 관절을 뻗는 운동은 근력 운동을 통해 지속적으로 반대쪽 근육을 단련해 뼈를 보호해야 한다.

이 같은 법칙은 일상생활에서도 동일하게 작용한다. **체중지지에 영향을 미치는 발목과 무릎, 엉덩이관절은 외상이나 퇴행으로 한쪽이 불편해지면 다른 한쪽을 무의식적으로 많이 사용한다. 이때 반대쪽 신체 부위의 근육량이 부족하면 오히려 아프지 않던 쪽의 관절이 더욱 불편해질 수 있다.** 예를 들면 오른쪽 발목을 다친 후 시간이 흘러 왼쪽 무릎이 아픈 경우 등이 이런 이유일 확률이 높다.

이때는 체중지지를 줄인 운동을 시작한 후 점차 자신의 체중으로 걷는 운동을 해주는 것이 바람직하다. 러닝머신을 이용할 때도 처음에는 손잡이에 약간 의존하여 체중으로부터 오는 무게를 줄이면서 걷고, 어느 정도 잘 걸을 수 있으면 서서히 손을 놓고 자신의 전체 체중을 이용하여 걷도록 운동 계획을 세우면 된다.

17

만성통증의 해결법이 근력인 이유

하루 일과 중 사실상 움직이고 운동하는 시간보다 신체의 일부분이 가만히 있는 시간이 많다. 물론 직업에 따라 약간의 차이가 있을지는 모르지만 대부분 그렇다고 볼 수 있다. 아침에 출근하기 위해 탄 지하철에서 서 있는 사람과 앉아 있는 사람이 그럴 것이고, 사무실에 도착해 앉아서 컴퓨터를 할 때도 그럴 것이다. 농부와 어부 그리고 산업현장에 있는 사람들도 차를 오래 탄다든지, 밭에서 가만히 앉아 고추를 딴다든지, 그물에서 고기를 골라내는 등 신체 일부분을 움직이지 않고 가만히 있는 작업을 하는 경우도 빈번하다.

그러나 움직임이 없다고 몸이 아무 일도 하지 않는 것은 아니다. 지구에 사는 우리는 땅을 밟고 있는 순간이나 의자에 앉아 있는 모든 순간에 우리 몸의 체중을 떠받치고 있다. 이때 중력의 힘에 버티기 위해 주로 사용되는 것이 뼈와 근육이다. 다시 말하면 몸은 가만히 있지만 체중을 지지하기 위해 내 몸의 근육들은 오랜 시간 격렬하게 운동을 하고 있는 셈이다.

지금까지 만난 근골격계 환자들은 순간적인 외부의 충격이나 압력에 의해 인대나 근육, 연골이 파열되고 찢어져 통증이 생기고 병이 된 경우보다 가만히 있는 자세에서 버티다 문제가 발생하고 점점 시간이 흘러 통증이 심화되는 경우가 많았다. 더구나 점차 근육과 관절이 노화되고 약해지면 무기력해지면서 탄력성을 잃는다. 탄력성이 없어지면 관절과 근육이 오그라드는데, 이 상태를 만성적인 퇴행성질환이라고 한다. 결국 잘못된 자세에서 받는 힘(중력)이 퇴행 속도를 더욱 빠르게 만든다.

이런 질환에서 벗어나기 위해서는 스트레칭으로 근육의 힘을 키워야 한다. **스트레칭을 하면 관절 주변 근육들이 이완되면서 피가 잘 돌고 강직된 관절들을 풀어준다.** 이는 만성적인 관절 통증을 완화하고 편히 쉴 수 있게 해준다.

근육은 뼈와 뼈를 연결하는 '관절(Joint)'을 보호해준다. 관절은 외부나 내부의 압력을 받을 때 가장 취약한데, 근육이 이를 방어하는 역할을 한다. 또 근육은 뼈 하나 또는 여러 개를 경유하는 관절의 안정성을 만들어준다. 뼈 가장 가까이 있는 강한 섬유 덩어리인 인대들도 관절을 고정해주는 역할을 한다.

근육은 고무줄과 같은 장력과 탄성으로 관절의 균형을 유지하도록 서로 반대편에서 당겨주는 역할을 한다. 허리근육의 예를 들면 척추를 기준으로 몸통 앞쪽 배근육들과 뒤쪽 허리근육이 서로 당겨주면서 척추를 바르게 만들어준다. 이런 균형이 무너질 때 체형은 밸런스를 잃고 한쪽 근육이 경직을 일으켜 통증이 발생하는 것이다.

이럴 때 스트레칭과 근력 운동의 역할이 매우 중요하다. 스트레칭은 근육과 관절에 좋은 영양분과 산소를 공급하여 허리와 무릎에 청량감을 제공한다. 근력 운동은 만성질환자들의 관절을 튼튼하게 만들어 만성적 통증을 줄여준다. 이미 아픈 사람들에게는 안타깝지만 한번 손상된 조직은 정상적으로 회복되기가 쉽지 않다. 이 부족한 부분을 채우고 아프지 않게 유지하는 것이 바로 튼튼한 근육이다. 결론적으로 통증 해소의 답은 '근력'이다.

18

근막의 이상 현상과 불균형이 가져온 증상

근막은 근육 주변을 둘러싼 결합조직 층의 하나다. 예를 들면, 소시지 내용물에 씌워진 비닐 막이나 귤을 반으로 썰었을 때 알맹이 하나하나를 감싸고 있는 얇은 껍질(귤 알맹이와 구분되는 막)을 떠올리면 된다. 근막은 하나하나가 독립적으로 움직이는 것이 아니라 촘촘하게 연결되어 서로 협력하며 함께 작용한다.

최근 연구 결과에 따르면, 근막의 결합조직은 머리에서 발끝까지 근육뿐만 아니라 힘줄, 뼈, 혈관, 신경 등 모든 기관을 구획하고 분리해 인체의 부분을 감싸고 지탱한다. 그런데 일상생활의 잘못된 자세로 인해 압박, 당김, 마찰이 발생하여 막과 막 사이의 수분이 감소하면 결합조직의 지지력, 반응력, 적응력이 떨어진다.

근육이 자주 경직되고, 관절을 잘 삐거나 압박되는 것도 막과 막 사이에 수분 결핍이 원인

| 근육을 싸고 있는 근막 예시 |

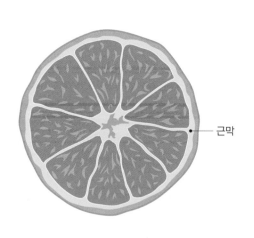

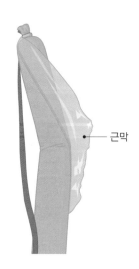

근막

[귤 조각에 있는 얇고 하얀 껍질]   [소시지 내용물에 씌워진 비닐 막]

이다. 또한 어떤 운동을 할 때 동작과 동작 사이에 유기적으로 필요한 에너지의 소통이 단절되기도 한다. 이로 인해 근육, 뼈, 인대, 힘줄에 쉽게 손상이 올 수 있다. 예를 들면, 물에 적신 스펀지를 비틀어 짜면 부드럽고 탄력적으로 움직이는 반면, 마른 스펀지를 비틀어 짜면 스펀지가 찢어지는 원리와 같다.

또한 이들은 내 몸의 상태를 파악하는 인지 능력을 떨어뜨려 본능적 오감에 더 의존하게 만든다. 이는 실제적으로 활동해야 하는 근육 외에 속근육이 불필요하게 많이 사용되어 쉽게 피곤해지고 둔해지게 만든다. 쉽게 말하자면 스마트폰을 잘못된 자세로 오랫동안 바라보면 목이 뻣뻣해져 목근육과 근막에 이상 신호가 오고, 시간이 지나면서 만성적인 목 통증을 호소하는데, 나중에는 잘못된 목의 위치 정보를 잘 인식하지 못해 아무리 가르쳐도 바른 자세를 만들지 못하는 상황까지 이르게 된다.

| 결합조직 내 수분 결핍의 예시 |

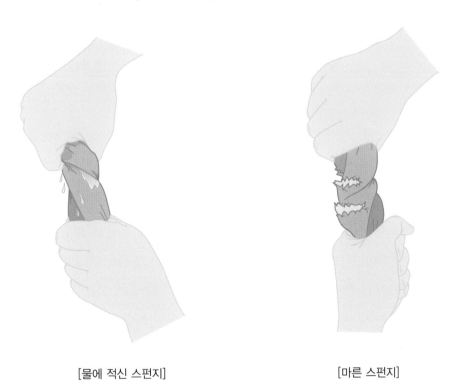

[물에 적신 스펀지]   [마른 스펀지]

• 근육이 자주 경직되고 잘 삐거나 관절의 압박을 유발하는 원인은 수분 결핍이다.
• 물에 적신 스펀지를 비틀어 짤 때는(왼쪽 그림) 스펀지가 손상되지 않으며, 힘을 빼면 탄성으로 인해 원상태로 돌아온다.
• 마른 스펀지를 비틀어 짜면(오른쪽 그림) 스펀지가 찢어진다.

| 근막과 수분의 상관관계 |

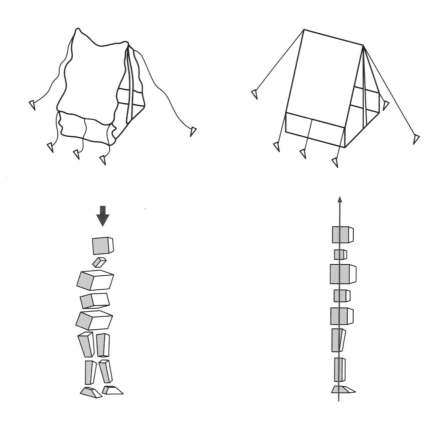

- 근막에 수분이 부족하면 왼쪽 그림처럼 인체 구조물을 잘 지탱할 수 없다.
- 반대로 오른쪽 그림과 같이 근막에 충분한 수분이 있으면 내 몸을 잘 지지하여 몸을 바르게 정렬할 수 있다.

이런 근막의 이상 현상과 불균형은 근막을 이완하고 풀어주면 해결할 수 있다. 이때 스트레칭과 함께 근육에 미끄러지듯 압력을 가하는 자극을 주면 효과가 더 크다.

큰 근육인 허리, 허벅지, 다리, 등, 종아리, 엉덩이, 목 등에는 근막 이완 도구로 폼롤러를 주로 사용한다. 폼롤러를 통증이 있는 신체 부위에 정확하게 굴리고 마찰을 일으킴으로써 통증을 줄이는 방법이다. 그리고 작은 신체 부위인 손이나 발바닥 등에는 소프트볼을 사용해 압박하거나 문지르거나 굴려 피로나 통증을 감소시킨다. 이런 자극은 근막에 수분을 공급하고 결합조직의 탄성을 만들어 내부 구조물을 보호하고 관절의 충격을 흡수하며, 척추를 지지하고 몸의 정렬을 바르게 하는 데 도움을 준다.

정확하게 **근막 이완** → **스트레칭** → **근력 운동** 순으로 진행하면 더욱 견고하게 건강하게 내 몸을 지킬 수 있다.

| 몸 부위별 근막 이완 운동(폼롤러 운동) |

통증 부위에 폼롤러를 대고 일정한 압력으로 문지른다.

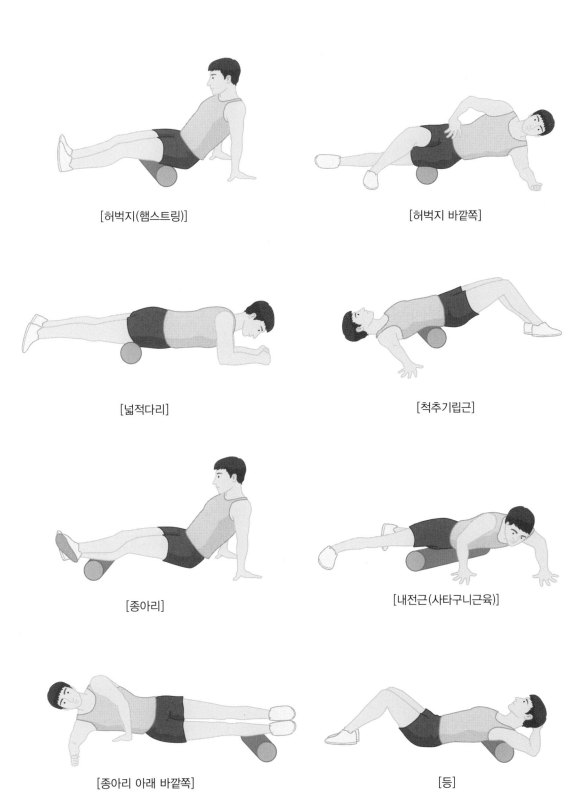

[허벅지(햄스트링)]

[허벅지 바깥쪽]

[넓적다리]

[척추기립근]

[종아리]

[내전근(사타구니근육)]

[종아리 아래 바깥쪽]

[등]

19

스트레칭, 어디까지 늘려야 하나

스트레칭은 스스로 혼자(능동적 스트레칭) 할 수도 있고, 스트레칭 전문가들로 하여금 몸을 맡기는(수동적 스트레칭) 경우도 있다. 또한 국민체조와 같이 움직이면서 하는 동적 스트레칭과 멈춰서 하는 정적 스트레칭이 있다.

오랫동안 많은 스포츠과학자들이 효과적인 스트레칭에 대해서 연구해 왔다. 지금까지 많이 다루어진 부분이 '어떤 스트레칭이 더 효과적이냐', '어느 정도 자주 해야 하나', 그리고 '얼마만큼의 강도로 스트레칭을 해 주는 것이 좋으냐' 하는 것이다.

수십 년 스트레칭을 해오던 운동선수들조차 좀처럼 유연성이 회복되지 않는다는 이야기를 전문 트레이너로부터 종종 듣는다. 대체적으로 장시간 산소를 많이 필요로 하는 걷기, 자전거와 같은 유산소 운동은 10~15초 정도로 정적 스트레칭이 효과적이다. 웨이트 트레이닝이나 점프와 같이 순간적 파워나 순발력이 요구되는 무산소성 운동을 할 때는 움직이면서 하는 동적 스트레칭이 효과적이라고 한다.

스트레칭의 빈도는 자신의 생활 패턴이나 운동 습관, 그리고 자주 사용하는 관절이나 근육에 따라 달라질 수 있겠지만 주로 매일 20~30분 정도 꾸준히 해주는 것이 좋다. 예를 들어 컴퓨터를 자주 사용하는 사람은 목과 어깨의 꾸준한 스트레칭이 필요로 하며, 오랫동안 서서 일하는 사람은 다리나 엉덩이를 자주 스트레칭해주는 것이 좋다.

마지막으로 어느 정도의 시간으로 근육을 늘려주는 것이 효과적이냐가 굉장히 중요하다. 기본적으로 스트레칭은 근육 자극(End-Feel: 근육을 일정한 속도로 늘리다가 잠깐 걸리는 느낌이 있는 지점)이 넘어야 효과가 있다고 볼 수 있다. 다시 말하자면 아주 약한 강도에서는 효과가 별로 없다는 것이다.

근육이 점점 늘어나다 강도가 강해지면 고통이 생기면서 무의식적으로 우리는 반대로

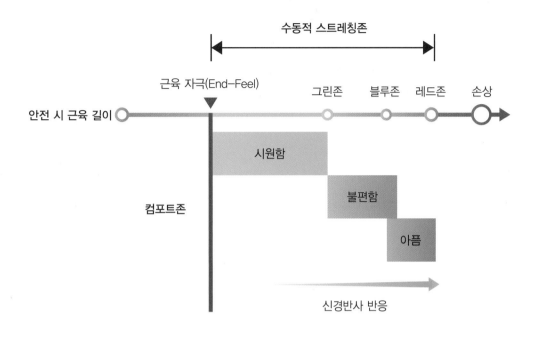

| 근육 길이에 따른 스트레칭 강도별 유지 시간 |

● 그린존(Green Zone): 시원한 느낌   ● 블루존(Blue Zone): 불편한 느낌   ● 레드존(Red Zone): 아픔·통증 느낌

• 약하게 느껴지는 신경반사   • 중강도의 신경반사   • 고강도의 신경반사

• 월 2회 미만 운동   • 월 4회 이상 운동   • 전문 운동선수

• 정적으로 멈추는 시간: 7~10초   • 정적으로 멈추는 시간: 4~6초   • 정적으로 멈추는 시간: 2~3초

저항하려고 힘을 사용하는데 이것을 신경반사(neural reflex)라고 한다. 가장 효과적으로 유연성을 증가시키는 데는 이런 신경 반사가 있기 전까지 스트레칭을 해주는 것이 가장 효과적이라고 한다.

위 그림은 근육 자극 이후 운동 습관에 따라 스트레칭 강도를 3단계로 분류하여 근육 길이 강도에 따라 멈추는 시간을 정리하였다. 자신의 상황에 따라 참조해서 적용하면 좋다.

20

인체의 플랫폼 골반!

우리 인체에서 골반과 허리는 중심부(core) 부위에 속한다. 특히 해부학적으로 보면 엉덩이 부위의 골반은 위로 팔, 목, 몸통 부위의 뼈나 근육이 연결되어 있고, 아래는 하체 부위의 다리 근육들과 엉덩이 근육들이 골반 뼈 부위에 서로 힘줄로 연결되어 힘을 사용할 때 상호 작용을 한다.

| 하체에 연결된 근육들 |

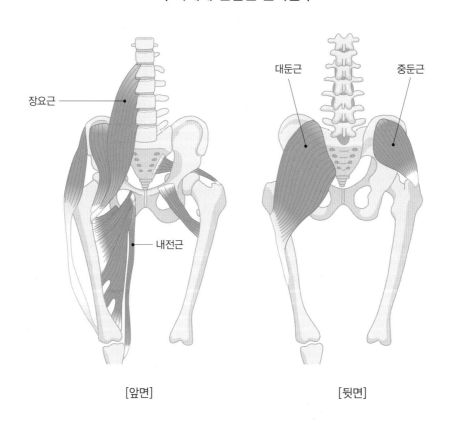

장요근

내전근

대둔근

중둔근

[앞면]　　　　　　　　　　[뒷면]

• 인체의 하체를 앞에서 볼 때 허벅지근육이 골반을 경유해서 척추 앞쪽 뼈에 부착되기도 하고, 뒤에서 볼 때는 엉덩이 근육들이 다리와 골반 뼈에 부착되어 있다. 결과적으로 하지의 근육들은 고관절에 대부분 연결되어 있다.

| 상체에 연결된 근육들 |

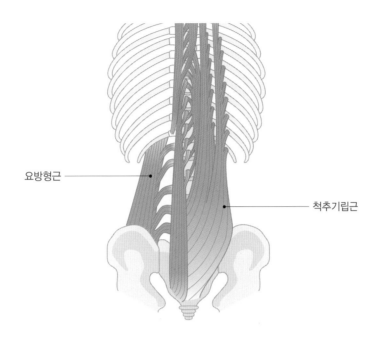

요방형근 ——

—— 척추기립근

• 상체를 굽히고 좌우로 돌릴 때 사용되는 많은 척추의 근육들은 꼬리뼈나 좌우 골반 뼈에 부착되어 움직일 때마다 힘을 발생시킨다. 이 근육들은 골반의 정렬이 비대칭적일 때 짧아지거나 길어져서 삐뚤어진 체형이 만들어지기도 한다.

다른 말로 표현한다면 골반의 움직임을 어떻게 작용하느냐에 따라 상체의 근육(척추기립근, 복근)이나 디스크에 영향을 미칠 수 있고, 하지 또한 골반의 사용에 따라 허벅지근육이 짧아질 수도 있고 길어질 수도 있다. 반대로 상하체의 잘못된 사용에 따라 골반의 위치를 바꾸어 놓기도 한다. 어떤 신체 부위가 우선적 원인을 제공했든지 간에 몸에 이상이 생기면 그 주변 근육이 경직되고 밸런스도 흐트러지게 될 수 있다.

그래서 최근에 많은 피트니스나 전문 재활 운동 현장에서 중심부 운동을 강조한 각자의 운동 프로그램이 건강에 도움을 주고 있다. 특히 허리의 문제나 엉덩이 통증은 골반 부위에 붙은 하지나 하지의 근육들을 하나하나 찾아서 스트레칭만 해 주어도 많은 통증 완화를 기대할 수 있다. 이러한 스트레칭은 혼자서 하는 스트레칭도 효과적이지만 운동 신경이 부족하여 스스로 정확한 동작으로 할 수 없는 사람들은 수동적 스트레칭(P 스트레칭) 전문가에게 몸을 맡길 수도 있다. 그다음은 중심부에 힘을 만드는 근력 운동을 수행하면 더욱더 효과적이다.

21

몸이 유연하다는 것

유연성은 관절이 움직일 수 있는 전체 범위에서 어떤 통증이나 고통 없이 작동할 수 있는 능력을 뜻한다. 또한 이 관절 주변에 붙어있거나 가로지르는 힘줄과 근육의 유연성을 말한다. 유연한 근육과 힘줄은 활동 중에 더 넓은 운동 범위를 허용한다. 사람들은 통상 어느 정도 관절의 유연성을 타고나기도 한다.

어떤 사람은 특별히 유연성 운동을 하지 않는데도 유연한가 하면 어떤 사람은 꾸준히 스트레칭을 하는데도 뻣뻣하기도 한다. 일단 몸이 유연하다는 것은 관절이나 근육이 넘어지거나 부딪히더라도 충격이 덜 가해질 수 있고, 쉽게 몸이 피곤해지지도 않을 수 있다.

| 유연성 예측 방법 |

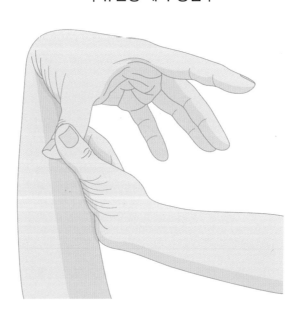

• 엄지손가락을 안으로 접어 팔뚝에 얼마만큼 닿는지에 따라 타고난 유연성 정도를 예상해 볼 수 있다.
  안으로 많이 접힐수록 유연성이 높다고 판단한다.

반면에 선전석으로 유연성을 타고난 사람늘은 일차석으로 관절을 안정화 시켜수는 기능이 약해 근육보다는 오히려 쉽게 관절이 쉽게 돌아간다든지 어긋하여 관절 자체에 손상을 입을 가능성이 많다.

그래서 선천적으로 몸이 좀 뻣뻣한 사람은 근력 운동 비중도 중요하지만 스트레칭 비중을 높여 규칙적으로 유연성을 늘려주는 것이 좋고, 반면에 부드러운 관절을 타고나 처음부터 유연한 사람은 근력 운동 비중을 높여서 재활 운동에 접근하는 것이 좋다.

관절이 유연한 사람은 스트레칭을 소홀히 하는 경향이 있는데 사실상 일정 부분 이상 근육 자극(End-Feel: 근육을 일정한 속도로 늘리다가 잠깐 걸리는 느낌이 있는 지점)이 있어야만 스트레칭의 효과가 있어서 가급적 원래 자신의 관절 가동 범위 이상으로 넘어가는 강도 범위에서 늘려주는 것이 좋다.

2

실천편

내 몸 치료하기

통증 부위별 스트레칭으로 극복하자!

이 책에서 소개하는 스트레칭 프로그램은 집에서 언제든지 간단하고 쉽게 할 수 있도록 만들어졌다. 또한 통증이 있는 부위에 적당한 강도로 집중적인 운동이 가능하도록 구성해 관절에 무리 없이 지속적으로 실시할 수 있다. 그 결과 운동으로 인한 부작용은 줄이고, 지속할수록 높은 효과를 기대할 수 있는 재활 프로그램을 완성했다.

운동은 주사나 약처럼 단번에 효과(진통 효과 등)가 나타나지는 않는다. 생리학적으로 근력 운동으로 근육이 커져서 그 힘이 내 것이 되려면, 적어도 두세 달 정도의 시간이 지나야 한다. 이처럼 오래 걸리고 지루하지만 하루 30분씩 꾸준히 운동을 지속한다면 30분×7일×4주×3개월……! 이만큼의 시간이 내 몸에 쌓인다면 그 효과는 이루 말할 수 없을 것이다. 강조하는데, 집에서 하는 간단한 스트레칭이라고 절대 무시하지 말고 꾸준히 하자!

허리 통증 잡는 스트레칭
동영상 보기

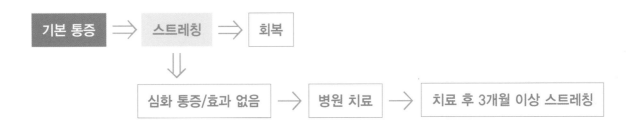

[허리 기본 통증 체크 리스트]

자가 진단을 했을 때 아래 기본 통증 항목에 해당된다면 스트레칭을 꾸준히 해보자.
허리 통증을 완화할 수 있다.

☐ 1시간 이상 김장하고 나면 허리가 약간 뻣뻣하다.

☐ 심한 운동을 하고 나면 간헐적으로 허리에 부담감이 온다.

☐ 세탁기에 세탁물을 넣고 뺄 때 허리를 구부리면 뻐근해온다.

☐ 허리가 아파서 사우나나 찜질을 하고 나면 허리에 시원한 느낌이 든다.

☐ 싱크대 앞에서 설거지를 오래 하면 허리가 불편하다.

☐ 아침에 일어날 때 허리가 불편해 한참 뒤척이고 일어난다.

☐ 오랫동안 일하다가 누우면 허리가 좀 편안하다.

☐ 앉거나 선 상태로 1시간이 지나지 않았음에도 허리가 뻐근해진다.

☐ 앉았다 일어설 때 허리가 잘 안 펴진다.

☐ 세면대에서 세수한 후 허리가 잘 안 펴진다.

☐ 허리에 힘이 없는 듯하다.

☐ 허리가 습관적으로 삐끗해서 돌아간다.

• 허리 통증을 최소화하기 위해 일단 눕거나
  엎드려서 한다. 이는 체중지지를 줄여
  허리의 부담을 줄이기 위함이다.

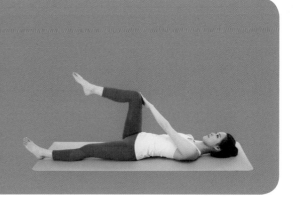

심화 통증 ⟹ 병원 진단 ⟹ 치료 및 회복 ⟹ 꾸준히 스트레칭

[허리 심화 통증 체크 리스트]

꾸준히 스트레칭을 하는데도 불구하고 아래 심화 통증 항목에 3개 이상 해당된다면
병원을 찾아 진단을 받아야 한다.

☐ 어떤 자세로 있어도 다리가 심하게 저리다.

☐ 누워서 한쪽 발목을 당기고 다리를 들어 올릴 때 60도 이내에도 허리와 엉덩이 통증이 있다.

☐ 움직일 때 허리에 날카로운 통증이 느껴진다.

☐ 대소변 보는 것이 어렵다.

☐ 넘어지고 난 후 등이나 허리에 심한 통증이 있다.

☐ 심한 염증성 질환을 진단받았다.

☐ 최근 3주 안에 허리에 어떤 형태의 충격이 있은 후 통증이 발생했다.

☐ 기침이나 재채기를 하면 허리 통증이 발생한다.

☐ 100미터만 걸어도 다리가 심하게 땅기거나 저리고 통증이 있다.

☐ 10분도 서 있지 못할 정도로 다리가 땅기거나 저리고 통증이 있다.

☐ 한쪽 다리가 가늘어졌거나 힘이 잘 들어가지 않는다.

☐ 뒤꿈치를 들면 걷지 못하거나 넘어진다.

☐ 운동 중이나 운동 후에 허리나 다리에 통증이 발생한다.

☐ 앉았다 일어나거나, 일어섰다 앉을 때 허리에 심한 통증이 나타난다.

누워서 양무릎 모아 당기기

허리의 코어근육과 엉덩이근육(중둔근, 대둔근),
인대를 늘여서 통증을 줄여준다.

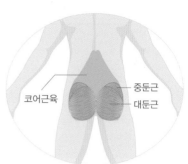

코어근육　중둔근　대둔근

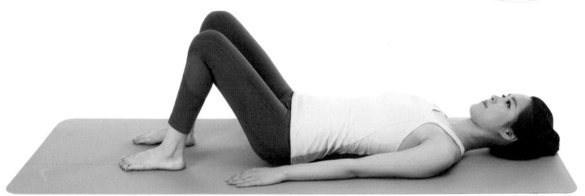

1　바닥에 누워 양무릎을 세운다.

POINT

다리를 모아 당길 때
엉덩이에 힘을 뺀다.
다리는 허리가 들리지 않는
정도까지만 당긴다.

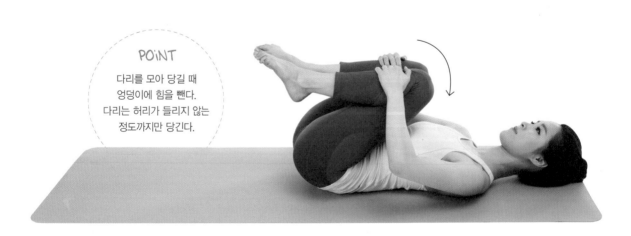

2　양손으로 무릎을 잡고 천천히 가슴 쪽으로 당기면서 15초 유지한다.
　같은 동작을 3회 반복한다.

누워서 무릎 굽히고 양손으로 밀기

몸통의 안정화 근육(코어근육)을 강화한다.

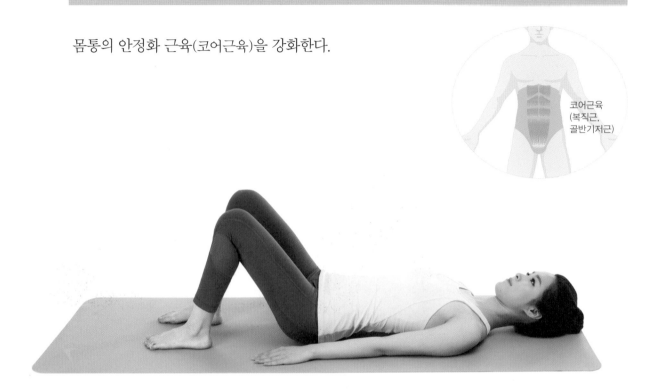

코어근육
(복직근,
골반기저근)

1 바닥에 누워 양무릎을 세운다.

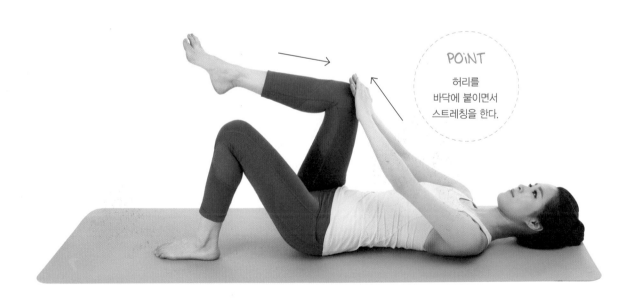

POINT

허리를
바닥에 붙이면서
스트레칭을 한다.

2 한쪽 다리를 가슴 쪽으로 들고, 앞으로 뻗은 양팔로 든 다리를 밀면서 6초
유지한다. 같은 동작을 6회 반복한다. 다리를 바꿔서 같은 방법으로 한다.

누워서 엉덩이 붙이고 허리 누르기

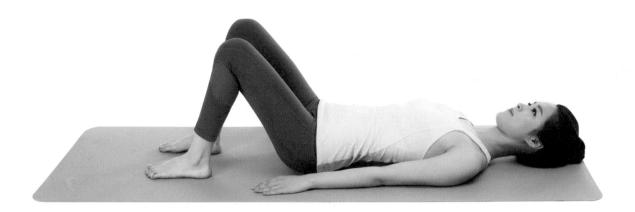

1 바닥에 누워 양무릎을 세운다.

POINT

허리를 들 때
배로 호흡을 들어 마시고,
허리를 내릴 때
호흡을 내뱉는다.

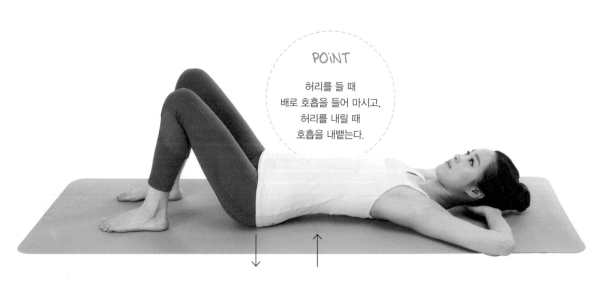

2 양팔로 팔베개를 한다. 엉덩이를 바닥에 붙인 상태에서 허리에 힘을 주어
살짝 들고 6초 유지한다.

엉덩이의 움직임을 원활하게 해주며
배근육(복직근, 골반기저근)을 강화한다.

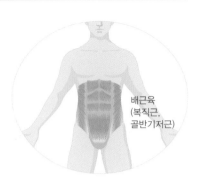

배근육
(복직근,
골반기저근)

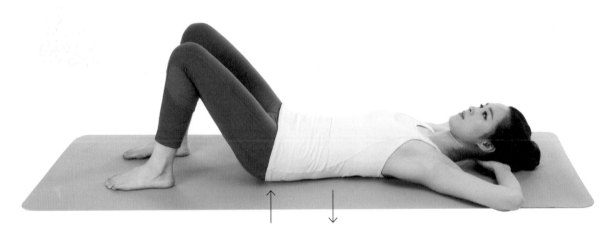

3 이와 반대로 허리를 바닥에 붙이고 엉덩이를 살짝 들어 6초 유지한다.

4 ②와 ③의 동작을 6회 반복한다.

누워서 상체 들고 양팔 뻗기

배근육(복직근)과 배 안쪽에 있는 근육(장요근)을 강화해
척추 안정화에 도움이 되며, 디스크의 압력도 줄여준다.

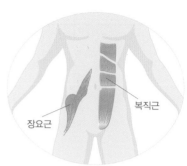

장요근

복직근

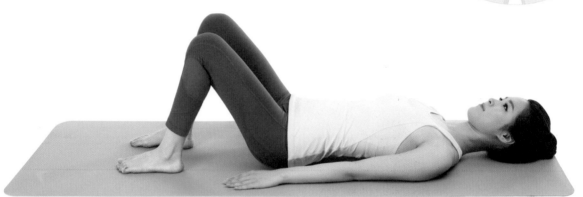

1 바닥에 누워 양무릎을 세운다.

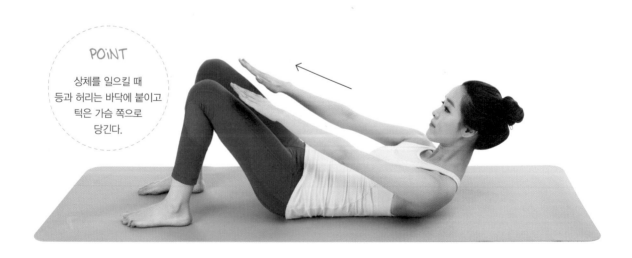

POINT

상체를 일으킬 때
등과 허리는 바닥에 붙이고
턱은 가슴 쪽으로
당긴다.

2 뻗은 양팔을 허벅지 앞쪽에 둔다. 이때 양손이 무릎에 닿지 않도록 한다.
머리와 어깨가 바닥에서 20도 정도 떨어지도록 상체를 들어 6초 유지한다.
같은 동작을 6회 반복한다.

누워서 엉덩이 들기

엉덩이근육(대둔근)과 허리(척추기립근), 허벅지(햄스트링)를
강화하며 몸통의 안정화 근육(코어근육)을 강화한다.

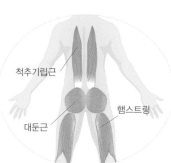

척추기립근
햄스트링
대둔근

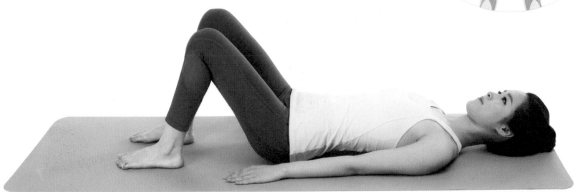

1 바닥에 누워 양무릎을 세운다.

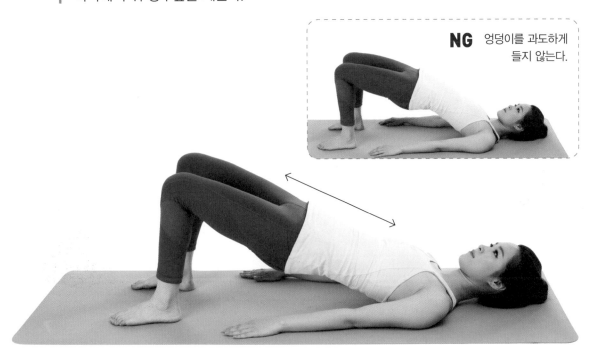

NG 엉덩이를 과도하게
들지 않는다.

2 다리를 어깨너비로 벌린다. 양팔을 바닥에 짚고 엉덩이에 힘을 주면서
가슴과 배가 일직선이 되도록 들어 6초 유지한다. 같은 동작을 6회 반복한다.

누워서 무릎 굽히고 옆으로 넘기기

허리의 코어근육과 엉덩이근육(중둔근, 대둔근)을
늘여서 통증을 줄여준다.

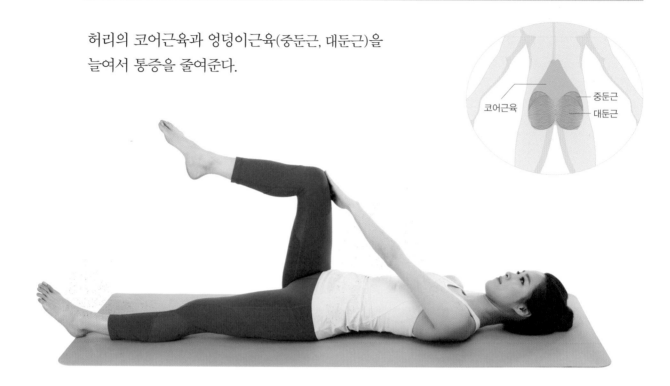

1 바닥에 누워 양무릎을 세운다. 한쪽 다리를 90도로 구부려 들고, 반대편 손을
세운 다리 무릎에 놓는다. 나머지 손은 어깨와 일직선으로 뻗어서 중심을 잡아준다.

NG
다리를 넘길 때 반대편 어깨가
바닥에서 들리지 않도록 한다.

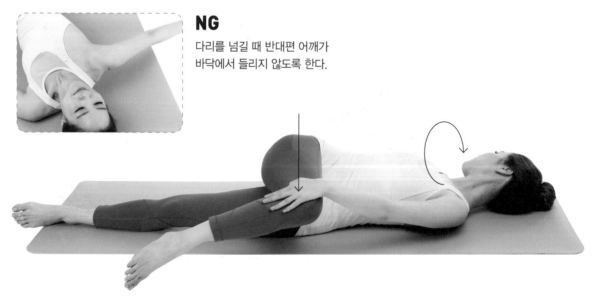

2 세운 다리를 반대 다리 방향으로 넘겨 15초 유지한다.
이때 얼굴은 뻗은 손 방향으로 돌려준다. 같은 동작을 3회 반복한다.
다리를 바꿔서 같은 방법으로 한다.

엎드려서 팔꿈치로 상체 들기

배근육을 늘이고 허리근육(척추기립근)를 이완시켜
움직임을 부드럽게 해주고, 후방으로 탈출된
디스크 회복에 도움을 준다.
무리하지 말고 통증이 없는 범위에서 허리를 펴준다.

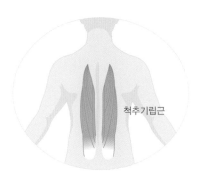

척추기립근

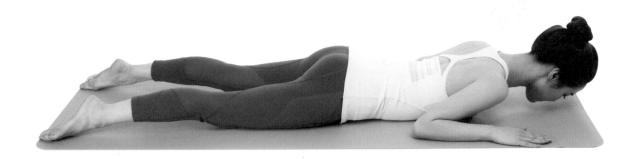

1 엎드린 후 양팔을 가슴 옆에 대고 팔꿈치를 바닥에 붙인다.

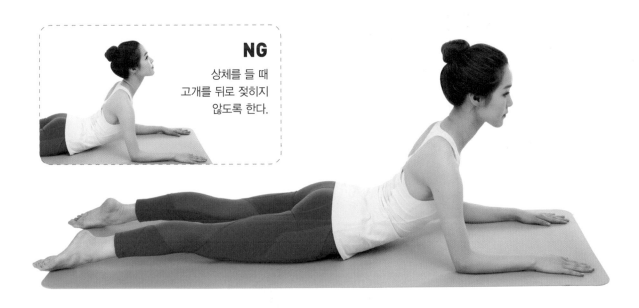

NG
상체를 들 때
고개를 뒤로 젖히지
않도록 한다.

2 그 상태로 허리를 펴고 상체를 들어 15초 유지한다. 이때 얼굴은 정면을 바라본다.
   같은 동작을 3회 반복한다.

엎드려서 상체 들기

반동을 주지 않고 스트레칭해야 한다.
디스크에 부담이 없고,
허리근육(척추기립근) 강화에 효과적이다.

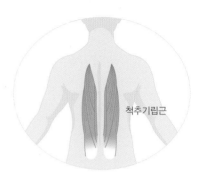

척추기립근

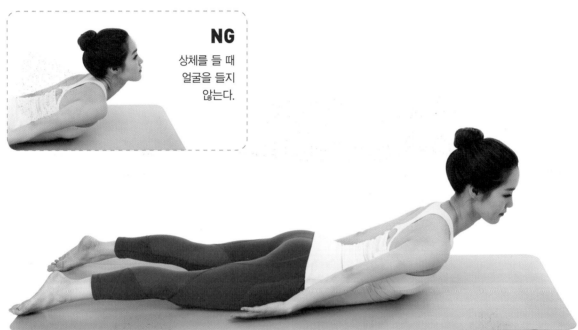

NG
상체를 들 때
얼굴을 들지
않는다.

1 엎드린 후 양다리를 편하게 벌리고 양손을 다리 옆에 붙인다.
허리를 펴고 상체를 들어 6초 유지한다. 이때 턱은 가슴 쪽으로 당기면서
시선은 45도 앞의 바닥을 바라본다. 같은 동작을 6회 반복한다.

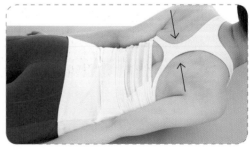

OK 상체를 들 때 어깨뼈(날개뼈)가
중앙에 모이도록 한다.

무릎 꿇고 상체 숙여 양팔 뻗기

허리근육(척추기립근)을 늘여서 통증을 줄여준다.

무릎 질환자는 삼가는 것이 좋다.

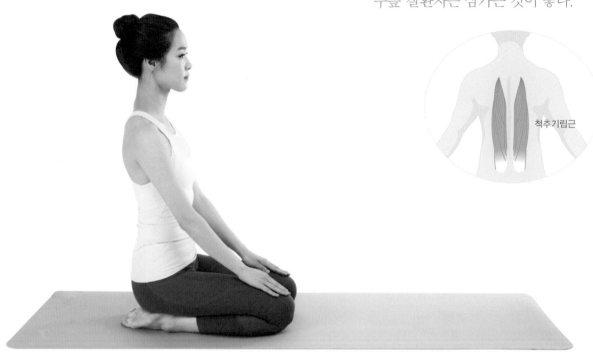

척추기립근

1 무릎을 꿇고 앉는다.

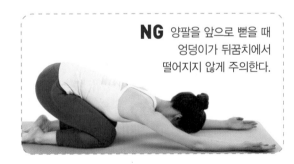

NG 양팔을 앞으로 뻗을 때 엉덩이가 뒤꿈치에서 떨어지지 않게 주의한다.

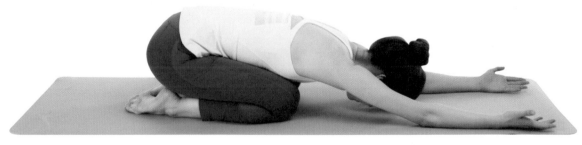

2 엉덩이를 뒤꿈치에 붙이고 가슴이 허벅지에 닿도록 상체를 숙인 후
양팔을 최대한 앞으로 뻗은 채 15초 유지한다. 같은 동작을 3회 반복한다.

등 통증 잡는 스트레칭
동영상 보기

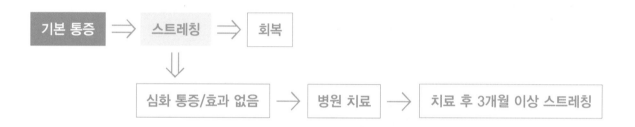

[등 기본 통증 체크 리스트]

자가 진단을 했을 때 아래 기본 통증 항목에 해당된다면 스트레칭을 꾸준히 해보자.
등 통증을 완화할 수 있다.

☐ 앉아 있는 시간이 길어지면 등이 서서히 뻐근해진다.

☐ 컴퓨터를 오래 하고 나면 등이나 어깨뼈(날개뼈) 주변이 답답하다.

☐ 옆으로 섰을 때 목이 앞으로 나오고 등이 뒤로 튀어나왔다는 말을 자주 듣는 편이다.

☐ 방바닥에 바로 누우면 뒷머리가 바닥에서 들린다.

☐ 등이 답답할 때 엎드린 상태에서 누군가 등을 눌러주면 시원해졌다가, 시간이 지나면 다시 답답해진다.

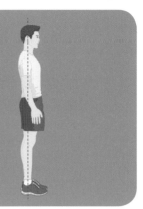

스트레칭 포인트!

• 턱을 당기고 어깨뼈를 모으는 동작 위주로 한다.
• 서서 운동할 때 옆모습을 보면 그림처럼
  귀와 어깨, 엉덩이뼈, 바지의 재봉선이 일직선이 되어야 한다.

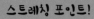 심화 통증 $\Rightarrow$ 병원 진단 $\Rightarrow$ 치료 및 회복 $\Rightarrow$ 꾸준히 스트레칭

[등 심화 통증 체크 리스트]

꾸준히 스트레칭을 하는데도 불구하고 아래 심화 통증 항목에 3개 이상 해당된다면
병원을 찾아 진단을 받아야 한다.

☐ 한 자세로 가만히 있으면 시간이 지날수록 등의 통증이 심해져 몸을 꼬게 되고, 눕지 않으면 매우 불편하다.

☐ 누웠을 때만 발생하는 등의 통증은 바로 누워도 불편하고 옆으로 누워도 불편하다.

☐ 등이 24시간 뻐근하며, 담이 걸린 것처럼 전체가 불편하다.

☐ 등의 통증 때문에 불편해져서 어쩔 줄 모르는 경우가 있다.

☐ 엎드린 상태에서 등근육을 누르면 심한 통증이 나타난다.

☐ 숨을 쉬거나 움직이기만 해도 등에 심한 통증이 나타난다.

☐ 등과 팔에 함께 통증이 나타난다.

엎드려서 양팔 뒤로 뻗기

어깨 후면부(승모근)와 어깨뼈(날개뼈) 주변 근육(능형근)을
강화하고, 등근육을 바르게 정렬해서 통증을 줄여준다.

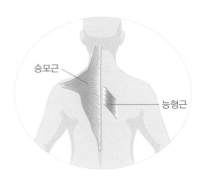

승모근
능형근

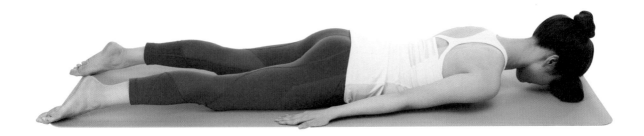

1 이마에 수건을 대고 엎드린다.

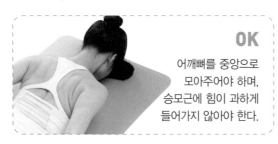

OK

어깨뼈를 중앙으로
모아주어야 하며,
승모근에 힘이 과하게
들어가지 않아야 한다.

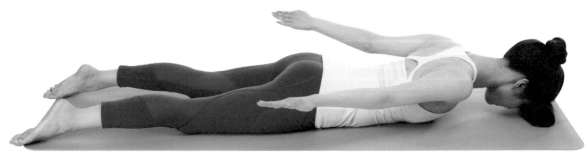

2 양팔을 뒤로 곧게 뻗어 들고, 어깨뼈를 중앙으로 모아 6초 유지한다.
같은 동작을 6회 반복한다.

엎드려서 양팔 굽혀 들기

늘어진 등근육(능형근)을 강화해 통증을 줄여준다.

능형근

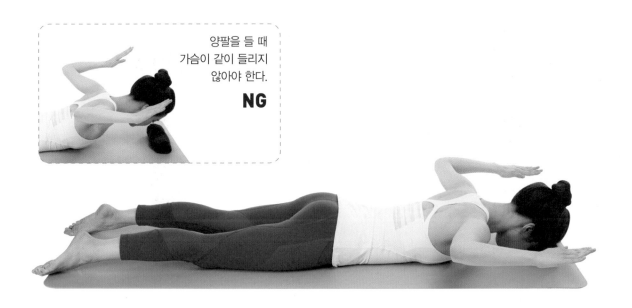

1 이마에 수건을 대고 엎드린다. 양팔을 몸통과 L 모양이 되도록 90도 구부린다.

양팔을 들 때
가슴이 같이 들리지
않아야 한다.

NG

2 양팔을 들고 어깨뼈를 중앙으로 모아 6초 유지한다. 같은 동작을 6회 반복한다.

등 뒤로 양손 깍지 끼고 들기

어깨 후면부(승모근)와 어깨뼈(날개뼈) 주변 근육(능형근)의
움직임을 좋게 하고, 둥근 어깨를 펴주어 통증을 줄여준다.

승모근

능형근

1 상체를 바르게 하고 선다.

2-1 등 뒤로 양손을 깍지 끼고, 양팔을 천천히 들어
15초 유지한다. 같은 동작을 3회 반복한다.

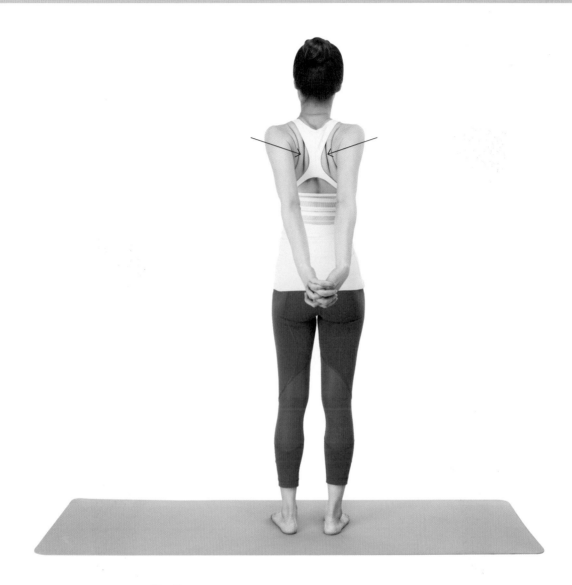

2-2 이때 어깨뼈가 중앙으로 모이게 한다.

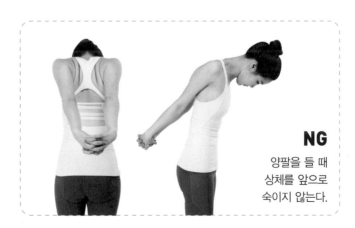

NG
양팔을 들 때
상체를 앞으로
숙이지 않는다.

등 뒤로 양쪽 손목 돌리기

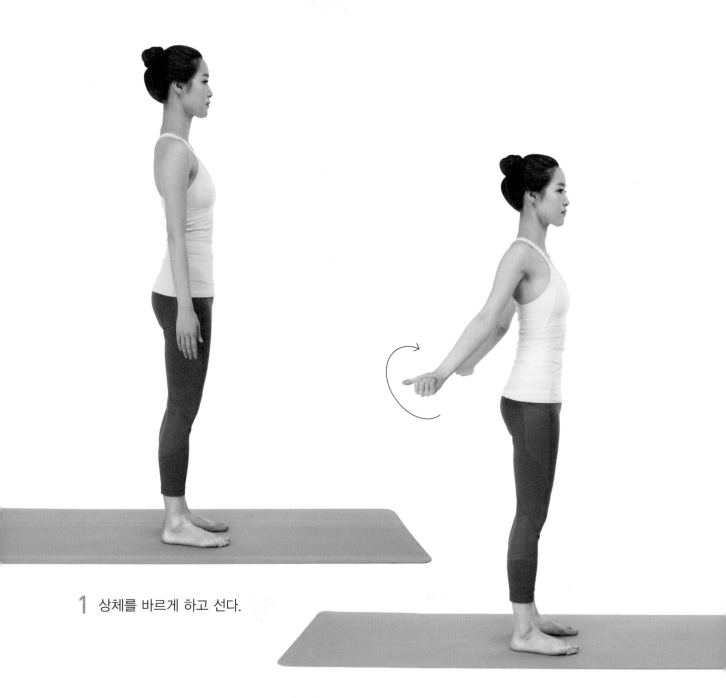

1 상체를 바르게 하고 선다.

2-1 양팔을 등 뒤로 뻗어 엄지손가락을 제외하고 주먹을 쥐고
손등이 서로 마주 보도록 팔을 돌려 15초 유지한다.

둥근 어깨를 펴주고, 경직된 등근육(능형근)을 풀어준다.

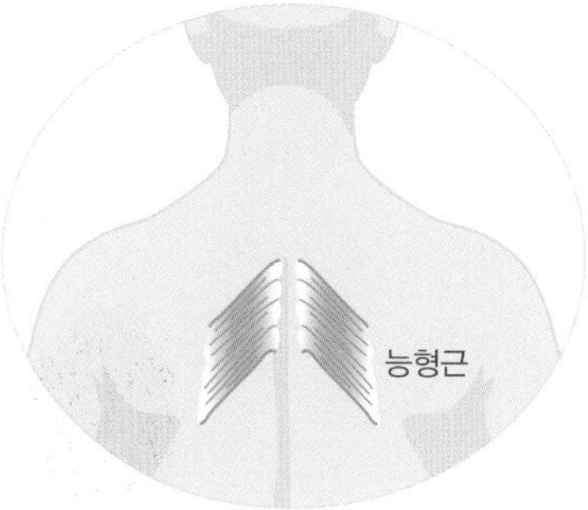

능형근

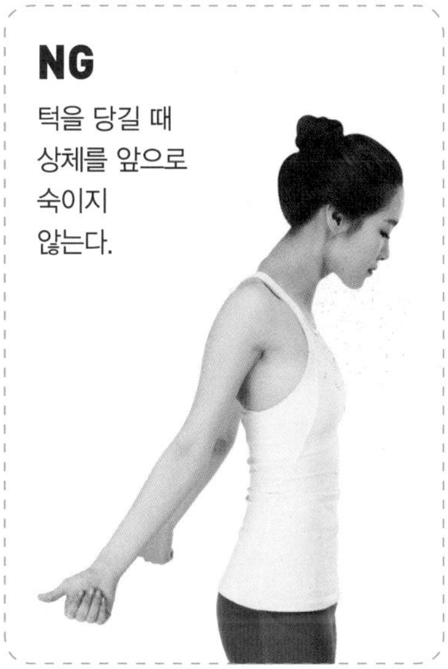

NG

턱을 당길 때
상체를 앞으로
숙이지
않는다.

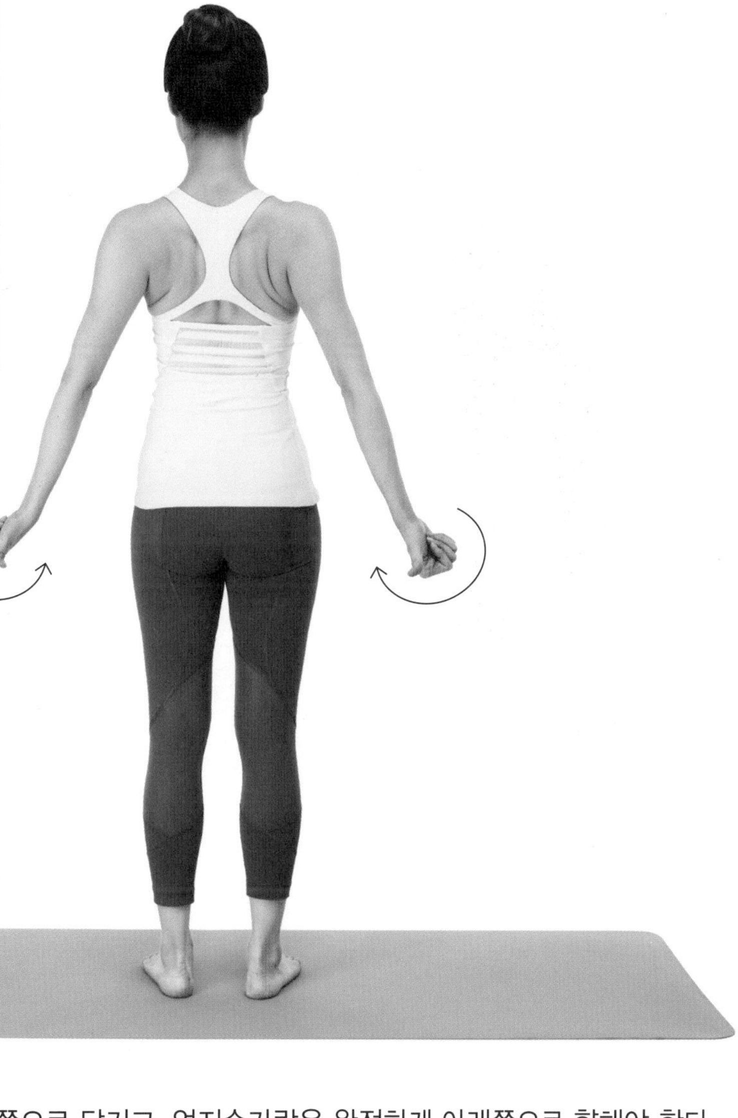

2-2 이때 턱은 가슴 쪽으로 당기고, 엄지손가락은 완전하게 아래쪽으로 향해야 한다.
같은 동작을 3회 반복한다.

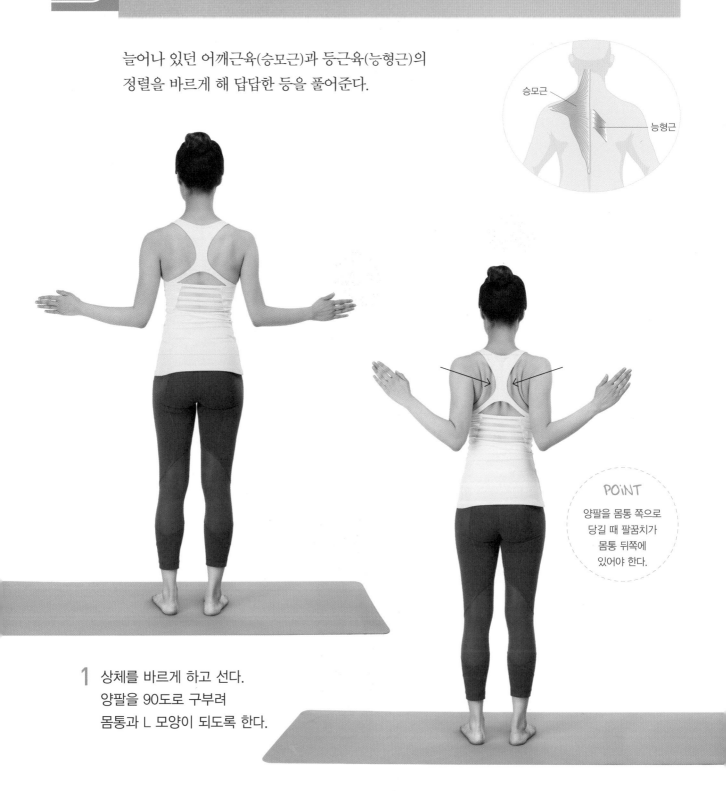

등 뒤로 양팔 모아 당겨 W 만들기

늘어나 있던 어깨근육(승모근)과 등근육(능형근)의
정렬을 바르게 해 답답한 등을 풀어준다.

승모근

능형근

POINT

양팔을 몸통 쪽으로
당길 때 팔꿈치가
몸통 뒤쪽에
있어야 한다.

1 상체를 바르게 하고 선다.
양팔을 90도로 구부려
몸통과 L 모양이 되도록 한다.

2 양팔을 대각선 방향으로 위에서 아래로 잡아당겨 등이 W 모양이
되도록 조이며 6초 유지한다. 같은 동작을 6회 반복한다.

벽에 등 붙이고 양팔 내리고 올리기

둥근 어깨를 정렬하고 늘어나 있던 등근육(능형근)에
긴장감을 준다.

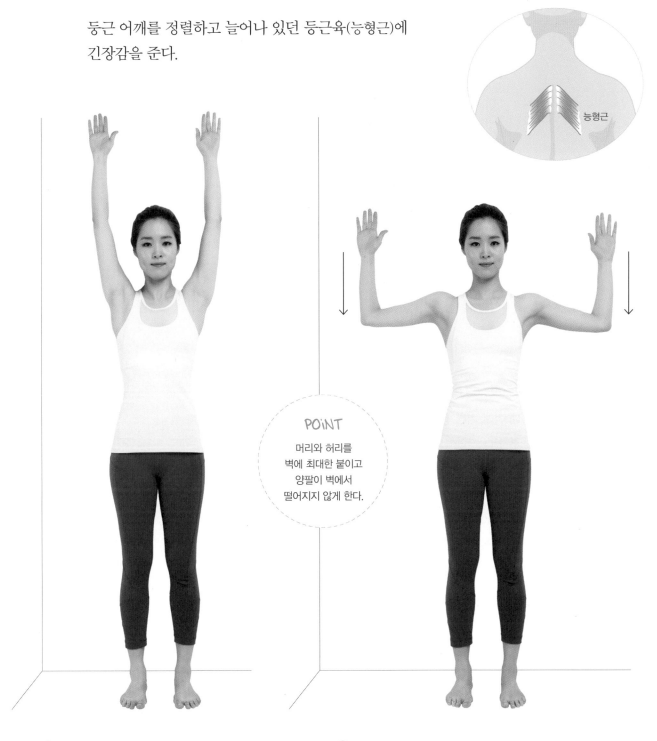

능형근

POINT
머리와 허리를
벽에 최대한 붙이고
양팔이 벽에서
떨어지지 않게 한다.

1 벽에 등을 붙이고 만세 자세로 선다.

2 양팔을 벽에 붙인 채 90도로 구부리면서
천천히 아래쪽으로 내리고 6초 유지한 후
다시 천천히 위로 올린다. 같은 동작을
6회 반복한다.

목

목 통증 잡는 스트레칭
동영상 보기

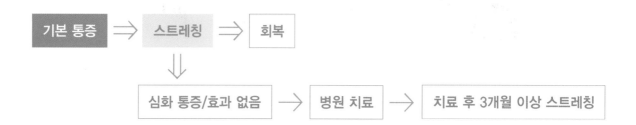

기본 통증 ⟹ 스트레칭 ⟹ 회복

⟱

심화 통증/효과 없음 ⟶ 병원 치료 ⟶ 치료 후 3개월 이상 스트레칭

[목 기본 통증 체크 리스트]

자가 진단을 했을 때 아래 기본 통증 항목에 해당된다면 스트레칭을 꾸준히 해보자.
목 통증을 완화할 수 있다.

☐ 목, 등, 어깨 통증을 동반하는 두통과 안구 통증이 발생한다.

☐ 컴퓨터를 오래 사용하면 뒷목, 등, 어깨가 뻣뻣하고 답답하다.

☐ 스마트폰이나 책을 오래 보면 뒷목, 등, 어깨가 뻣뻣하고 답답하다.

☐ 남들이 항상 목을 앞으로 내밀고 다닌다고 한다.

☐ 목 혹은 팔을 움직이는 것과 상관없이 항상 목, 등, 어깨(승모근)가 불편하다.

☐ 항상 목과 어깨가 굳어 있는 것처럼 느껴진다.

☐ 목을 돌릴 때 가끔 목이 잘 돌아가지 않거나 걸리는 느낌이 있다.

☐ 간헐적으로 편두통이 발생한다.

☐ 목의 불편한 부위를 눌러주거나 마사지하면 편안해진다.

☐ 목이 뻣뻣할 때 스트레칭을 해주면 편안해진다.

☐ 신경 쓸 일이 많을 때 특히 목, 등, 어깨가 더 불편해진다.

☐ 등, 어깨가 자주 걸리는 느낌이 들어서 무의식적으로 목을 돌린다.

☐ 하루에 절반 이상 컴퓨터를 사용한다.

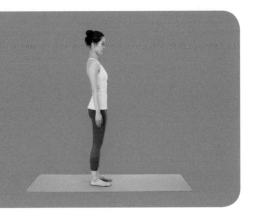

스트레칭 포인트!

• 턱을 당기는 동작 위주로 한다.
  이때 목 외에 어깨나 몸통이 같이 움직이지 않도록 한다.

심화 통증 ⟹ 병원 진단 ⟹ 치료 및 회복 ⟹ 꾸준히 스트레칭

[목 심화 통증 체크 리스트]

**꾸준히 스트레칭을 하는데도 불구하고 아래 심화 통증 항목에 3개 이상 해당된다면
병원을 찾아 진단을 받아야 한다.**

☐ 목을 움직이기가 어렵다.

☐ 목을 뒤로 젖히거나 옆으로 돌릴 때 팔에 심한 통증이 있다.

☐ 심한 편두통과 어지러움을 함께 느낀다.

☐ 양팔의 두께 차이가 크다.

☐ 손목과 팔의 힘이 점점 빠진다.

☐ 심한 후종인대 골화증을 진단받았다.

☐ 목뿐 아니라 어깨, 손, 팔에도 저림 증상이 있다.

☐ 어깨가 심하게 결리거나 손이 저려서 물건을 쥐기 어렵다.

☐ 팔이나 손의 감각이 잘 느껴지지 않고, 움직임도 둔해진다.

누워서 턱 아래로 당기고 누르기

목을 앞쪽으로 숙이는 데 필요한 근육을 강화한다.

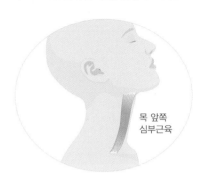

목 앞쪽
심부근육

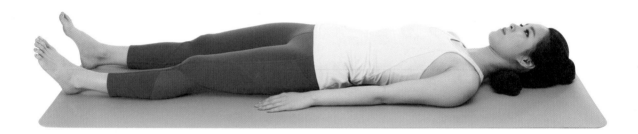

1 머리와 목 사이에 수건을 놓고 눕는다.

POINT

호흡을 멈추지 말고
길게 내쉬도록 한다.

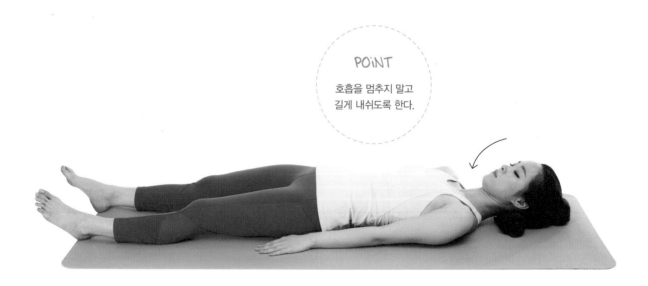

2 턱을 가슴 쪽으로 지그시 당기고 머리로 수건을 누르면서 6초 유지한다.
같은 동작을 6회 반복한다.

턱 아래로 당기고 누르기

머리와 목을 연결하는 목 뒤쪽 심부근육(깊이 위치한 근육)을
풀어주면서 목 주변 근육을 부드럽게 한다.

목 뒤쪽
심부근육

POiNT

목 앞쪽으로 지나치게
힘이 들어가지
않도록 한다.

1 상체를 바르게 하고 선다.

2 턱을 가슴 쪽으로 살짝 당기고 머리를 뒤로 지그시 밀면서
6초 유지한다. 같은 동작을 6회 반복한다.

목 뒤로 양손 깍지 끼고 고개 젖히기

양손을 지지해 고개를 젖히면 목근육을 강화하고
긴장과 통증을 줄여준다.
무리하지 말고 통증이 없는 범위 내에서만 실시한다.

목 뒤쪽
심부근육

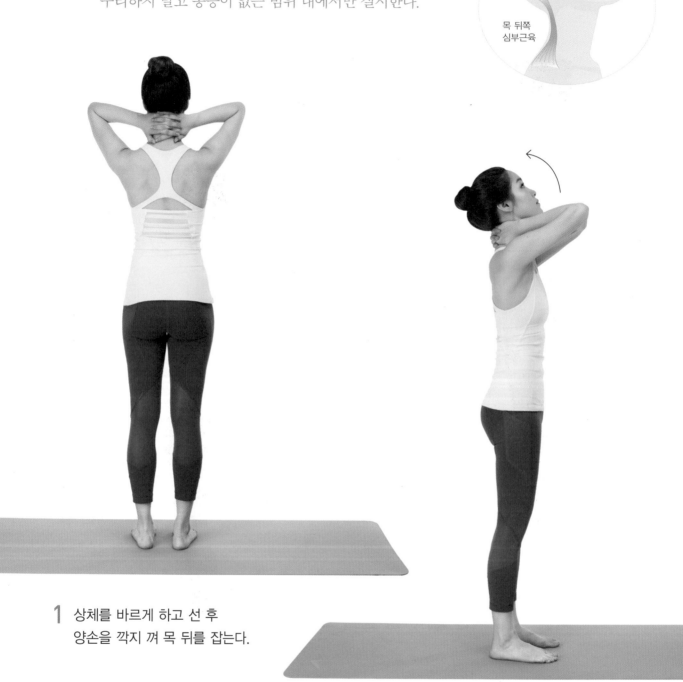

1 상체를 바르게 하고 선 후
양손을 깍지 껴 목 뒤를 잡는다.

2 고개를 천천히 뒤로 젖혀 15초 유지한다.
같은 동작을 3회 반복한다.

가슴뼈에 양손 모으고 고개 젖히기

목 앞쪽의 긴장된 근육(흉쇄유돌근)을 늘여서
통증을 줄여준다.

흉쇄유돌근

NG

가슴과 허리가
같이 넘어가지
않도록 한다.

1 상체를 바르게 하고 선다.

2 빗장뼈(쇄골) 밑 가슴뼈(흉골) 중앙에 양손을 모아 살짝 누르고
고개를 천천히 뒤로 젖혀 15초 유지한다.
같은 동작을 3회 반복한다.

한 손으로 머리 잡고 옆으로 목 당기기

목 옆의 근육(사각근)과 근막을 늘여서 통증을 완화하고,
목이 눌린 듯한 느낌을 줄여준다.

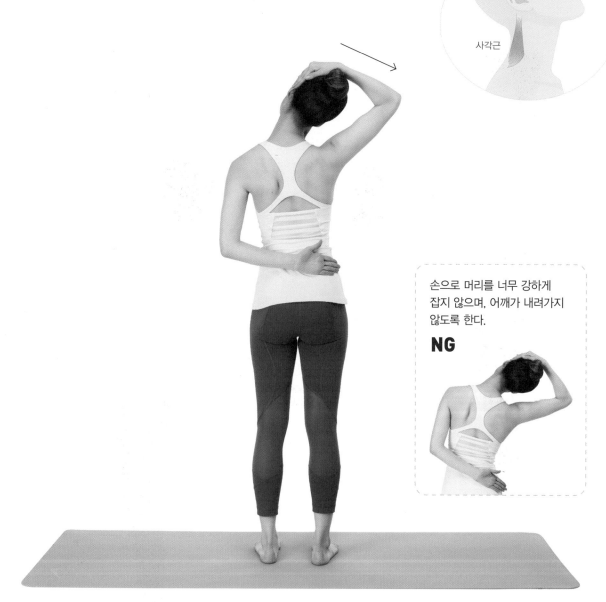

사각근

손으로 머리를 너무 강하게
잡지 않으며, 어깨가 내려가지
않도록 한다.

NG

1 한 손은 열중쉬고, 다른 손은 반대편 머리 옆을 잡고 목을 옆으로 당겨 15초 유지한다.

2 같은 동작을 3회 반복한다. 손을 바꿔서 같은 방법으로 한다.

한 손으로 머리 잡고 대각선으로 목 당기기

뒷머리 좌우측과 목을 연결하는 근육(두판상근)을
늘여서 통증을 줄여준다.

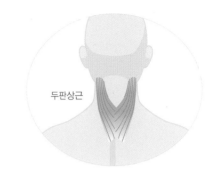

두판상근

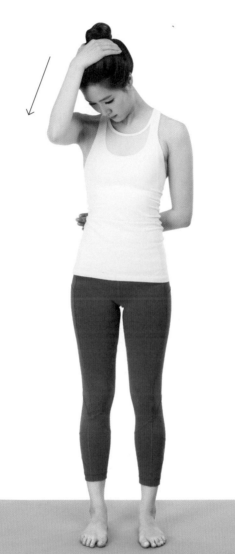

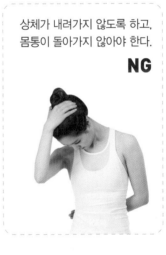

상체가 내려가지 않도록 하고,
몸통이 돌아가지 않아야 한다.

NG

1 한 손은 열중쉬고, 다른 손은 머리를 잡고 목을 대각선으로 당겨 15초 유지한다.
이때 코와 팔꿈치가 같은 쪽을 향한다.

2 같은 동작을 3회 반복한다. 손을 바꿔서 같은 방법으로 한다.

어깨

어깨 통증 잡는 스트레칭
동영상 보기

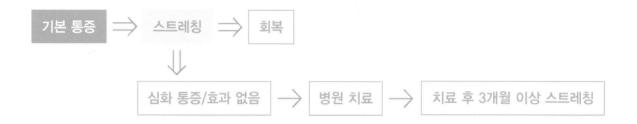

[어깨 기본 통증 체크 리스트]

자가 진단을 했을 때 아래 기본 통증 항목에 해당된다면 스트레칭을 꾸준히 해보자.
어깨 통증을 완화할 수 있다.

☐ 팔을 올리거나 돌릴 때 어깨에 통증이 있다.

☐ 물건을 들 때 어깨에 통증이 있다.

☐ 오래전 팔이 빠졌던 경험이 있으며, 지속적으로 팔이 빠질 것 같은 불안감을 느낀다.

☐ 수영을 할 때 어깨에 불편함이 느껴진다.

☐ 외투를 입고 벗을 때 간헐적으로 어깨에 통증이 있다.

☐ 언젠가부터 열중쉬어 자세가 어렵다.

☐ 팔을 많이 쓰고 나면 어깨 앞쪽에 심한 통증이 있다.

☐ 공을 던질 때나 던지고 나면 어깨에 통증이 있다.

☐ 언젠가부터 아침에 기지개를 펴기가 힘들다.

☐ 오래전 어깨 수술 경험이 있으며, 최근 어깨에 통증이 다시 느껴진다.

☐ 어깨 수술을 받은 지 얼마 되지 않았다.

☐ 어깨가 아파서 물리치료, 한방치료 등을 받았지만 통증이 자주 재발한다.

☐ 장시간 컴퓨터를 했을 때 어깨에 통증이 있다.

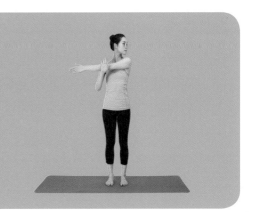

스트레칭 포인트!

• 어깨뼈(날개뼈) 주변 근육을 강화하는 운동에 집중한다.
• 어깨관절은 움직이는 각도 범위가 넓고 민감도가 높아
  움직일 때 통증이 나타날 수 있으므로
  통증이 없는 범위에서만 운동한다.

심화 통증 ⟹ 병원 진단 ⟹ 치료 및 회복 ⟹ 꾸준히 스트레칭

[어깨 심화 통증 체크 리스트]

꾸준히 스트레칭을 하는데도 불구하고 아래 심화 통증 항목에 3개 이상 해당된다면
병원을 찾아 진단을 받아야 한다.

☐ 어깨에 열이 많이 나며, 붓고 변색되어 있다.

☐ 어깨관절에 심한 소리를 동반하는 통증이 있다.

☐ 바지 뒷주머니에 손을 넣기 힘들고, 손을 넣으면 어깨에 심한 통증이 있다.

☐ 팔을 올릴 수 없어 머리를 빗거나 드라이를 하기 힘들 정도다.

☐ 화장실에서 배변 처리를 하기 힘들다.

☐ 수저를 들고 음식을 먹을 때도 어깨에 통증이 있다.

☐ 전화기를 들고 잠깐 통화를 할 때도 어깨에 통증이 있다.

☐ 팔이 현저히 얇아졌다.

☐ 어깨 통증 때문에 자면서 두 번 이상 깬다.

☐ 어깨 통증 때문에 공을 던지거나 라켓을 휘두를 수 없다.

☐ 특정 방향으로 팔을 들어 올릴 때만 어깨에 통증을 느끼고, 팔이 완전히 올라가면 힘이 빠진다.

☐ 습관적으로 어깨가 빠질 것 같은 불안감이 있거나 툭하고 어깨가 빠지는 증상이 있다.

☐ 목과 함께 팔에 저림과 터질 듯한 통증이 느껴진다.

옆으로 누워 손목 잡고 누르기

전면삼각근과 어깨 관절낭(관절의 둘러싸고 있는 피막)의
인대를 늘여서 통증을 줄여준다.
뻐근한 느낌이 있는 범위 내에서만 실시한다.

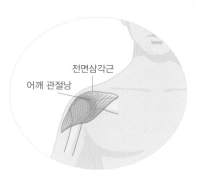

전면삼각근
어깨 관절낭

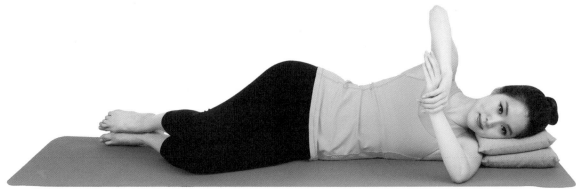

1 무릎을 구부리고 아픈 어깨가 바닥에 닿게 옆으로 눕는다. 아래 있는 팔을
어깨높이까지 올리고 팔꿈치를 90도로 굽혀준 후 반대쪽 손으로 손목을 잡는다.

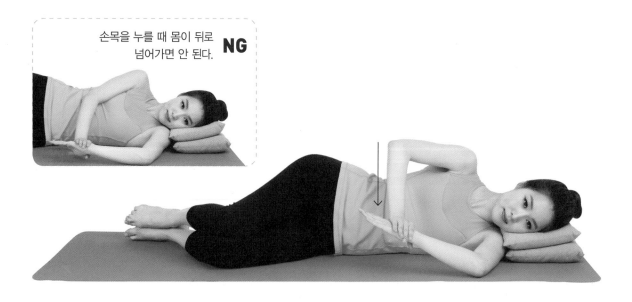

손목을 누를 때 몸이 뒤로
넘어가면 안 된다. **NG**

2 손에 힘을 주어 손목을 바닥 쪽으로 지그시 누르고 15초 유지한다.
이때 손목도 힘을 주어서 바닥에 닿지 않게 한다. 같은 동작을 3회 반복한다.

등 뒤에서 팔꿈치 당기기

어깨 뒤쪽의 인대와 근육(후면삼각근)과 위팔(상완삼두근),
옆구리 윗쪽 근육(전거근)을 늘여서 통증을 줄여준다.
관절에 압박이 심하지 않을 정도만 당긴다.

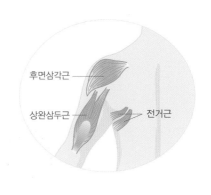

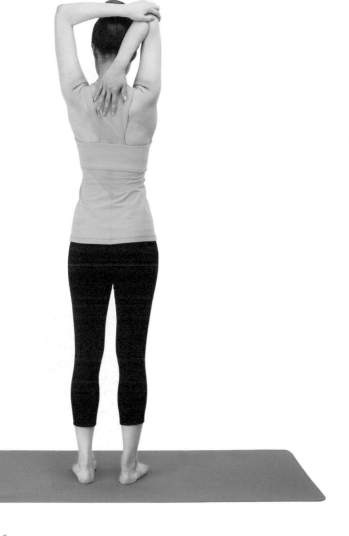

1 상체를 바르게 하고 선다.
양팔을 들어 머리 뒤쪽으로
넘긴 뒤 한쪽 팔꿈치를
반대쪽 손으로 잡는다.

2 잡은 손에 힘을 주어 팔꿈치를 옆으로 당기고 15초 유지한다.
같은 동작을 3회 반복한다. 팔을 바꿔서 같은 방법으로 한다.

가슴높이에서 팔 걸고 당기기

어깨 뒤쪽 근육(후면삼각근)과
어깨뼈(날개뼈) 주변 근육(능형근)을
늘여서 통증을 줄여준다.

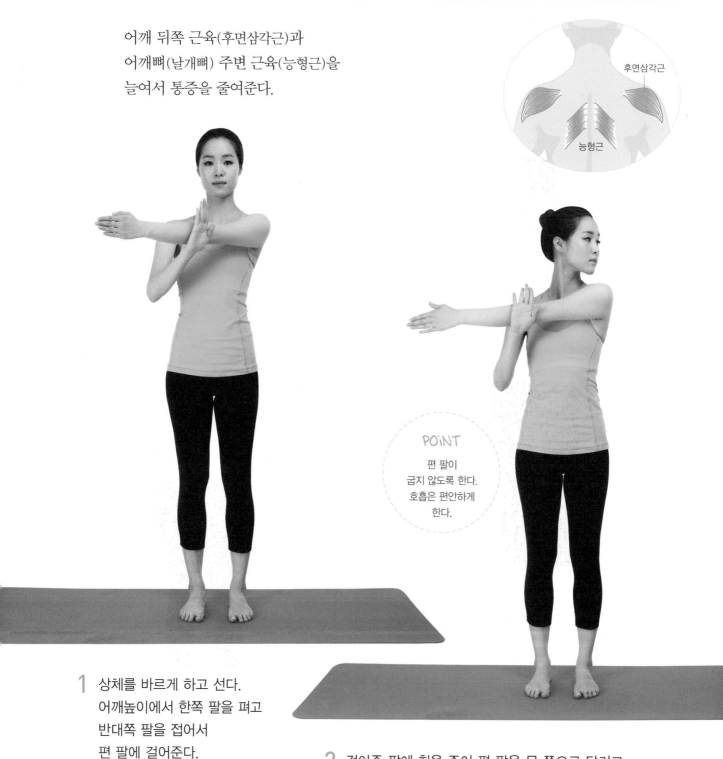

후면삼각근

능형근

POINT

편 팔이
굽지 않도록 한다.
호흡은 편안하게
한다.

1 상체를 바르게 하고 선다.
어깨높이에서 한쪽 팔을 펴고
반대쪽 팔을 접어서
편 팔에 걸어준다.

2 걸어준 팔에 힘을 주어 편 팔을 몸 쪽으로 당기고
15초 유지한다. 이때 얼굴은 편 팔의 반대 방향으로
돌린다. 같은 동작을 3회 반복한다. 팔을 바꿔서
같은 방법으로 한다.

문틀에 팔꿈치 대고 어깨 늘이기

어깨 앞쪽의 인대와 가슴근육(대흉근)을 늘여서
통증을 줄여준다.

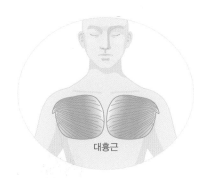

대흉근

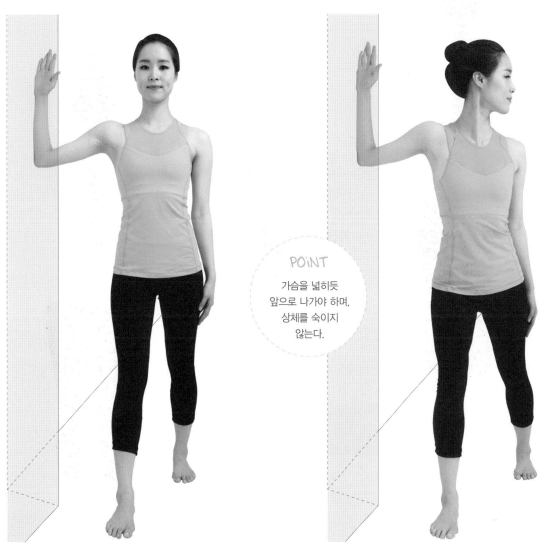

POINT

가슴을 넓히듯
앞으로 나가야 하며,
상체를 숙이지
않는다.

1 문틀(벽)에 팔꿈치를 대고, 같은 쪽 다리를
한 걸음 앞으로 놓는다.

2 팔에 힘을 주면서 몸을 앞쪽으로 밀고,
어깨를 늘여 15초 유지한다. 이때 얼굴은 팔과
반대쪽으로 돌린다. 같은 동작을 3회 반복한다.
팔을 바꿔서 같은 방법으로 한다.

등 뒤에서 수건 위로 올리기

어깨 관절낭(관절을 둘러싸고 있는 피막)과 안쪽 근육(극하근)을
늘여서 통증을 줄여준다.
무리하지 말고 통증이 없는 범위 내에서만 실시한다.

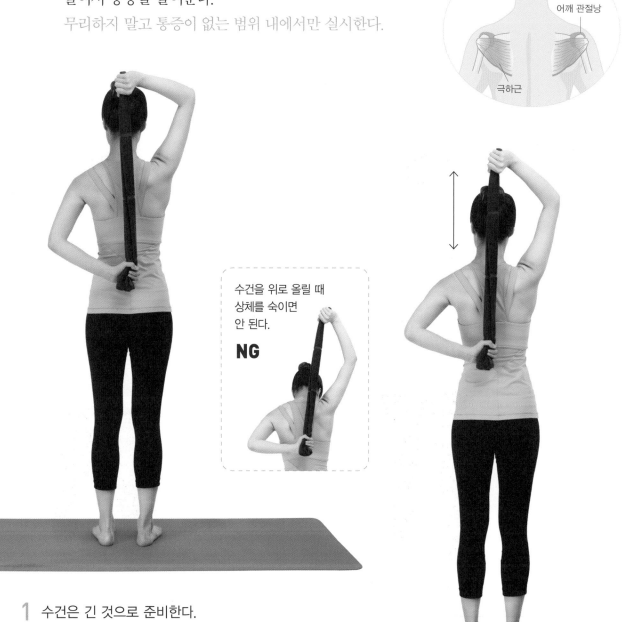

어깨 관절낭

극하근

수건을 위로 올릴 때
상체를 숙이면
안 된다.

NG

1 수건은 긴 것으로 준비한다.
상체를 바르게 하고 선 후
등 뒤에서 양팔로
수건의 양 끝을 잡는다.
이때 아래쪽 팔이 스트레칭된다.

2 수건을 천천히 위로 올리면서 15초 유지한다.
같은 동작을 3회 반복한다.
팔을 바꿔서 같은 방법으로 한다.

팔 힘 빼고 늘어뜨려 돌리기

중력을 이용하여 어깨 관절낭을 늘임으로써 청량감을 주고
통증을 줄여준다.

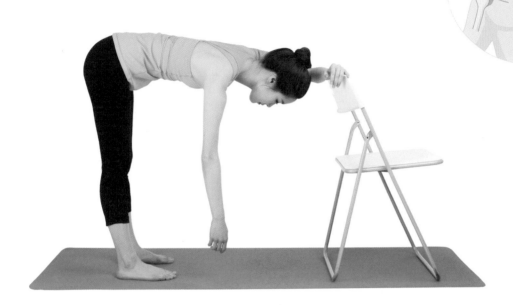

어깨 관절낭

1 한쪽 팔로 의자를 잡고 몸을 지지한 후 허리를 숙인다.

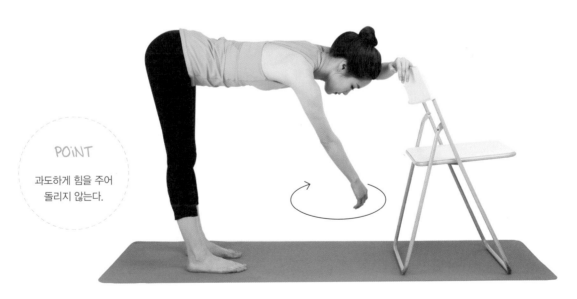

POINT

과도하게 힘을 주어
돌리지 않는다.

2 반대쪽 팔을 아래로 뻗어 최대한 힘을 빼고 원을 그리듯 30초 동안 돌린다.
같은 동작을 2회 반복한다. 팔을 바꿔서 같은 방법으로 한다.

팔꿈치

팔꿈치 통증 잡는 스트레칭
동영상 보기

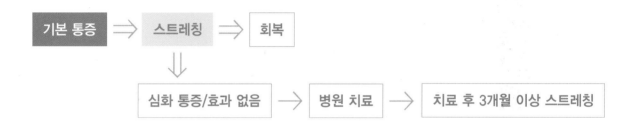

[팔꿈치 기본 통증 체크 리스트]

자가 진단을 했을 때 아래 기본 통증 항목에 해당된다면 스트레칭을 꾸준히 해보자.
팔꿈치 통증을 완화할 수 있다.

☐ 공 던지기 중에 팔꿈치 안쪽과 바깥쪽에 반복적인 통증을 느낀다.

☐ 팔로 체중을 지지할 때 통증이 있다.

☐ 만성적인 통증이 있어서 좌우 아래팔의 굵기가 다르다.

☐ 팔을 펼 때 팔꿈치 뒤쪽에 따끔거리는 통증이 있다.

☐ 팔꿈치를 누르면 통증이 느껴진다.

☐ 무거운 물건을 들고 나면 팔꿈치 통증이 나타났다가 쉬면 사라진다.

☐ 컴퓨터 자판을 오랫동안 두드리면 팔꿈치 위쪽이 뻣뻣해온다.

☐ 걸레나 행주를 짤 때 팔꿈치 통증이 온다.

☐ 주먹을 꽉 쥐거나 아래팔과 손목 전체를 돌리는 동작을 할 때 통증이 나타나곤 한다.

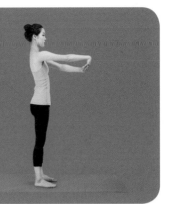

스트레칭 포인트!
• 팔근육을 늘이는 동작 위주로 한다.
• 팔꿈치 스트레칭은 길고 깊게 하며, 팔꿈치가 구부러지지 않게 한다.

심화 통증 $\Rightarrow$ 병원 진단 $\Rightarrow$ 치료 및 회복 $\Rightarrow$ 꾸준히 스트레칭

[팔꿈치 심화 통증 체크 리스트]

꾸준히 스트레칭을 하는데도 불구하고 아래 심화 통증 항목에 3개 이상 해당된다면 병원을 찾아 진단을 받아야 한다.

☐ 팔꿈치 안쪽, 뒤쪽이 부었다.

☐ 팔을 펴고 접을 때 팔꿈치 안쪽 혹은 바깥쪽에 통증이 있다.

☐ 약지와 새끼손가락이 저리며 근력의 차이가 느껴진다.

☐ 공 던지기 후 팔꿈치가 붓고 열이 나며 통증이 있다.

☐ 팔꿈치에 충격(외상)이 가해진 후 팔을 구부리고 펴기가 힘들다.

☐ 팔꿈치 바깥쪽, 안쪽, 앞쪽에 통증이 있다.

☐ 프라이팬이나 국그릇을 들 때 팔꿈치에 저리거나 화끈거리는 증상이 나타난다.

☐ 팔꿈치 통증으로 팔을 올리거나 머리를 감는 등의 일상생활이 힘들다.

☐ 밤에 잠을 못 잘 정도로 팔꿈치 통증이 있다.

☐ 물건을 들거나 미는 동작을 할 때 팔꿈치 통증을 심하게 느끼며 팔에 힘이 빠진다.

☐ 팔꿈치 통증 때문에 젓가락질, 커피잔 들기, 문고리 돌리기 등의 행동을 하는 것이 힘들다.

☐ 악수할 때 통증이 아주 심해 사람 만나기를 기피한 적이 있다.

무릎 꿇고 바닥에 손등 짚기

긴장한 손등 방향 바깥쪽 팔꿈치근육(요골근)을 풀어준다.
통증이 심한 경우 첫 번째 동작만 해도 된다.

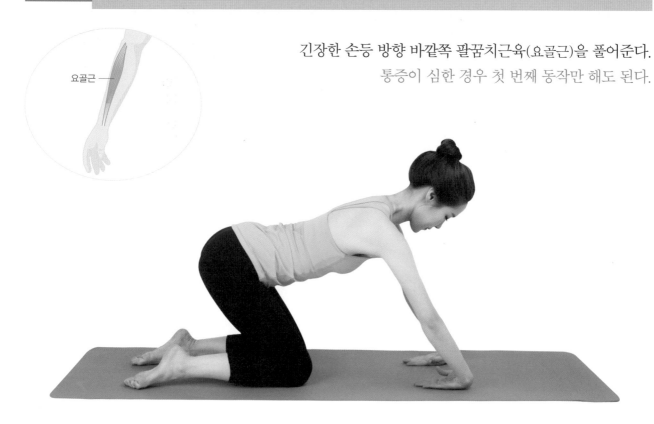

요골근

1 무릎을 꿇고, 양쪽 손등을 안쪽으로 향하게 하여 바닥에 짚는다.

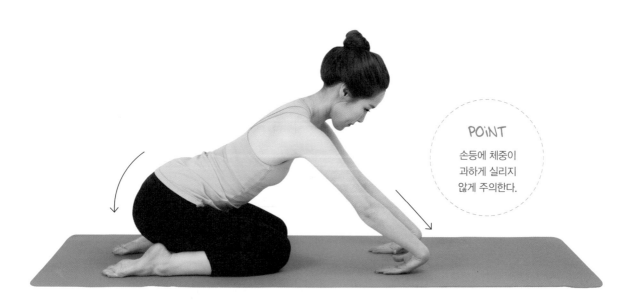

POINT
손등에 체중이
과하게 실리지
않게 주의한다.

2 엉덩이를 천천히 발꿈치에 붙이며 팔꿈치를 편 상태로 15초 유지한다.
같은 동작을 3회 반복한다.

의자에 앉아 물병 잡고 손목 올리고 내리기

손등 방향 바깥쪽 팔꿈치근육(요골근)을 강화하여
통증을 줄여준다.

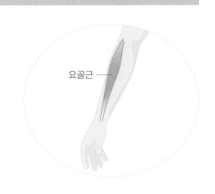

요골근

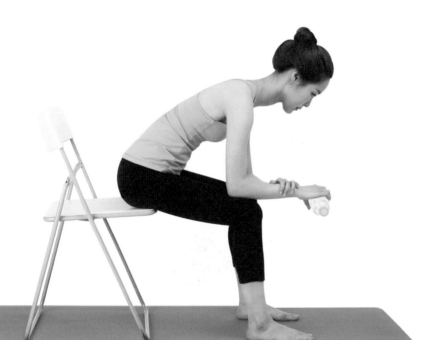

1 의자 앞쪽에 엉덩이를 대고
바르게 앉는다.
한쪽 손으로 물병을 잡고
팔꿈치를 무릎 위에 올려놓는다.
반대쪽 손으로 손목을 잡는다.

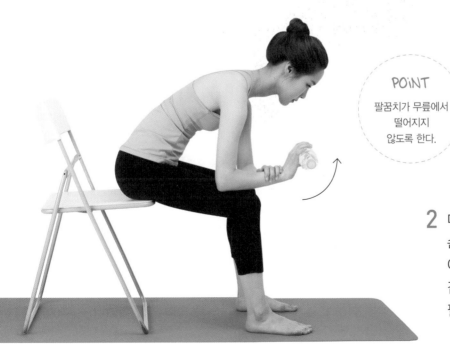

POINT
팔꿈치가 무릎에서
떨어지지
않도록 한다.

2 다른 부위는 고정한 채 물병을 잡은
손목을 위로 올려 15초 유지하고,
아래로 내려 15초 유지한다.
같은 동작을 3회 반복한다.
팔을 바꿔서 같은 방법으로 한다.

117

의자에 앉아 물병 잡고 손목 돌리기

팔꿈치를 밖으로 돌리는 근육(척골근, 요골근)을 강화하여
통증을 줄여준다.

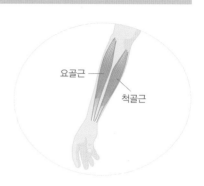

요골근
척골근

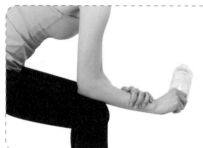

OK

물병을 돌릴 때
팔이 같이 움직이지
않게 한다.

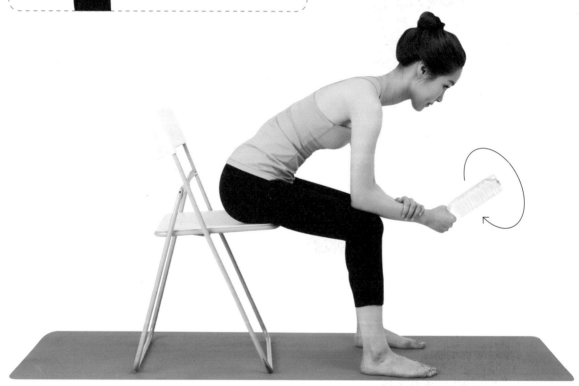

1 의자 앞쪽에 엉덩이를 대고 바르게 앉는다.
한쪽 손으로 물병 끝을 잡고, 팔꿈치를 무릎 위에 올려놓는다.

2 반대쪽 손으로 손목을 잡는다. 물병 잡은 손을 천천히 바깥쪽으로 15초 동안 돌린다.
같은 동작을 3회 반복한다. 팔을 바꿔서 같은 방법으로 한다.

손등 마주 대고 올리기

손등 방향 바깥쪽 팔꿈치근육(요골근)을 늘여서
통증 완화는 물론 피로감도 줄여준다.

요골근 ─

NG

양팔을 올리고 내릴 때
손등이 떨어지면
안 된다.

1 상체를 바르게 하고 선 후
배꼽 앞에서 양쪽의 손등을
마주 댄다.

2 손등을 붙인 채 양팔을 어깨높이까지 올리고
15초 유지한다. 같은 동작을 3회 반복한다.

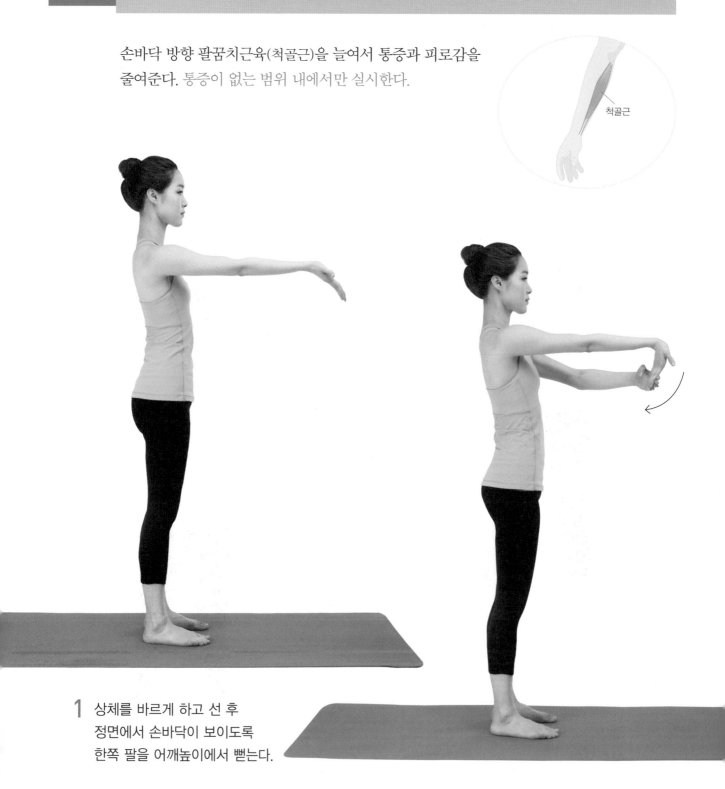

어깨높이에서 손바닥 잡아당기기

 팔꿈치

손바닥 방향 팔꿈치근육(척골근)을 늘여서 통증과 피로감을
줄여준다. 통증이 없는 범위 내에서만 실시한다.

척골근

1 상체를 바르게 하고 선 후
정면에서 손바닥이 보이도록
한쪽 팔을 어깨높이에서 뻗는다.

2 뻗은 손의 손가락을 반대쪽 손으로 잡고 팔꿈치를 최대한 펴주면서
몸 안쪽으로 당겨 15초 유지한다. 같은 동작을 3회 반복한다.
팔을 바꿔서 같은 방법으로 한다.

어깨높이에서 손등 잡아당기기

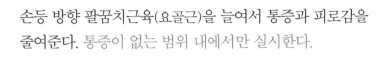

손등 방향 팔꿈치근육(요골근)을 늘여서 통증과 피로감을
줄여준다. 통증이 없는 범위 내에서만 실시한다.

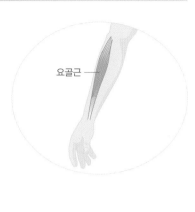

요골근

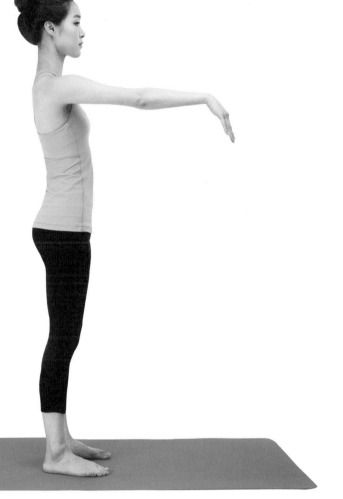

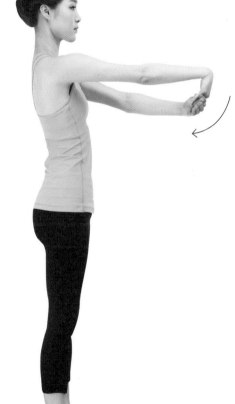

1 상체를 바르게 하고 선 후
정면에서 손등이 보이도록
한쪽 팔을 어깨높이에서
뻗는다.

2 뻗은 손의 손가락을 반대쪽 손으로 잡고 팔꿈치를 최대한
펴주면서 몸 안쪽으로 당겨 15초 유지한다. 같은 동작을
3회 반복한다. 팔을 바꿔서 같은 방법으로 한다.

손목 통증 잡는 스트레칭
동영상 보기

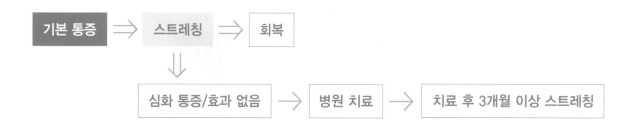

기본 통증 → 스트레칭 → 회복
↓
심화 통증/효과 없음 → 병원 치료 → 치료 후 3개월 이상 스트레칭

[손목 기본 통증 체크 리스트]

자가 진단을 했을 때 아래 기본 통증 항목에 해당된다면 스트레칭을 꾸준히 해보자.

손목 통증을 완화할 수 있다.

☐ 갑자기 손목의 힘이 빠지는 듯한 느낌이 있다.

☐ 병뚜껑을 따거나 열쇠를 돌리기 힘들다.

☐ 문고리를 돌릴 때 손목 통증이 느껴진다.

☐ 자동차 핸들을 돌릴 때나 테이블을 짚고 일어설 때 팔의 통증을 느낀다.

☐ 가스레인지를 켤 때, 수건의 물기를 짤 때도 손목 힘줄에 통증이 나타난다.

☐ 컴퓨터나 스마트폰을 사용할 때 손목에 지나친 부담이 느껴진다.

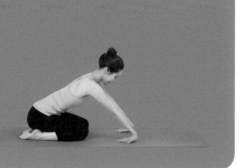

스트레칭 포인트!
• 손목을 뒤로 젖히는 동작 위주로 한다.
• 손목을 얼굴 방향으로 젖힐수록 손바닥으로 가는 신경이
  압박을 받아서 손목과 팔 운동이 많이 된다.

심화 통증 ⇒ 병원 진단 ⇒ 치료 및 회복 ⇒ 꾸준히 스트레칭

[손목 심화 통증 체크 리스트]

꾸준히 스트레칭을 하는데도 불구하고 아래 심화 통증 항목에 3개 이상 해당된다면
병원을 찾아 진단을 받아야 한다.

☐ 손목관절을 장시간 굽히거나 편 상태로 유지할 경우 통증과 감각장애가 심해진다.

☐ 엄지손가락을 접을 때 엄지두덩근육(엄지손가락 아래의 손바닥근육)이 말라 있다.

☐ 손이 무감각해지고, 손을 꽉 쥐려고 하면 때때로 손목에 타는 듯한 통증을 느낀다.

☐ 물건을 세게 잡지 못해 떨어뜨리기도 하며, 증세가 심해지면 손의 감각이 사라진다.

☐ 바느질처럼 정교한 작업을 하기 어렵다.

☐ 손목을 끝까지 굽히면 손바닥이 심하게 저린다.

의자에 앉아 수건 쥐었다 펴기

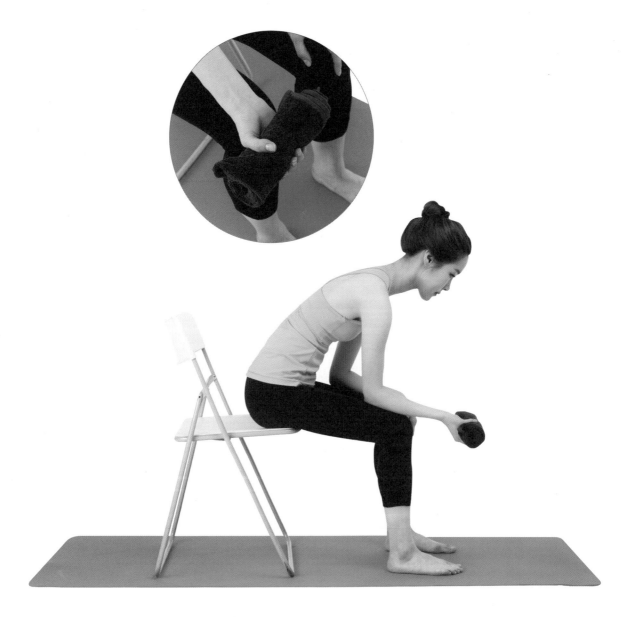

1 의자 앞쪽에 엉덩이를 대고 바르게 앉는다.
한쪽 손으로 수건을 잡고 팔꿈치를 허벅지 위에 올려놓는다.

팔근육(척골근, 요골근) 강화를 통해 근력을 향상시키고
통증을 줄여준다.
통증이 없는 범위 내에서만 실시한다.

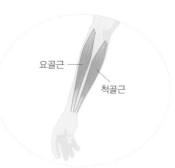

요골근
척골근

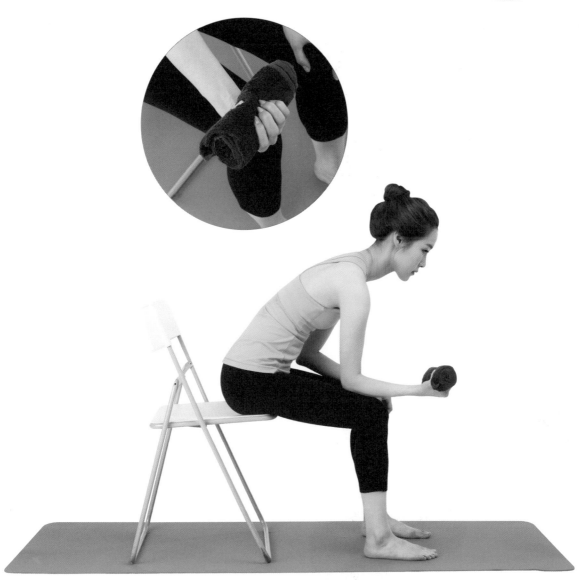

2 수건을 최대한 꽉 쥐고 15초 유지하다 서서히 손을 편다.
같은 동작을 3회 반복한다. 팔을 바꿔서 같은 방법으로 한다.

무릎 꿇고 바닥에 손바닥 돌려 짚기

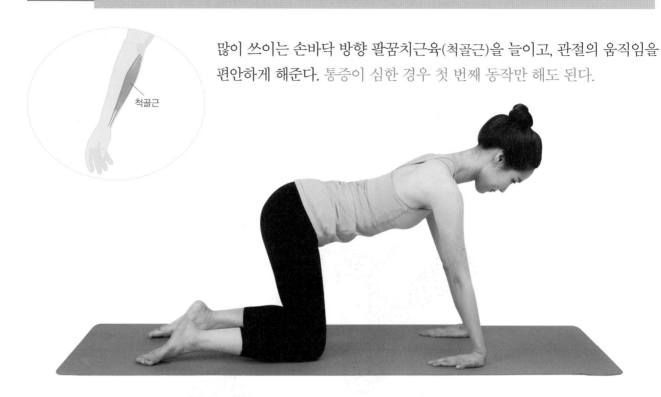

많이 쓰이는 손바닥 방향 팔꿈치근육(척골근)을 늘이고, 관절의 움직임을 편안하게 해준다. 통증이 심한 경우 첫 번째 동작만 해도 된다.

척골근

1 무릎을 꿇고, 손바닥이 바닥에 가도록 짚는다. 손목을 돌려 손가락이 몸쪽을 향하게 한다.

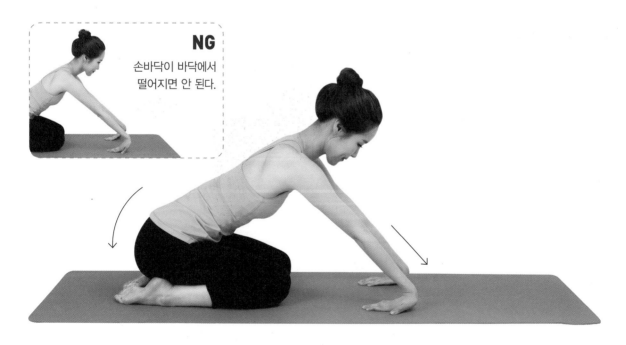

NG
손바닥이 바닥에서 떨어지면 안 된다.

2 엉덩이를 천천히 발꿈치에 붙이며 팔꿈치를 편 상태로 15초 유지한다.
같은 동작을 3회 반복한다.

126

어깨높이에서 손바닥 마주 대고 내리기

손바닥 방향 팔꿈치근육(척골근)을 유연하게 해주고
관절의 움직임을 넓혀준다.

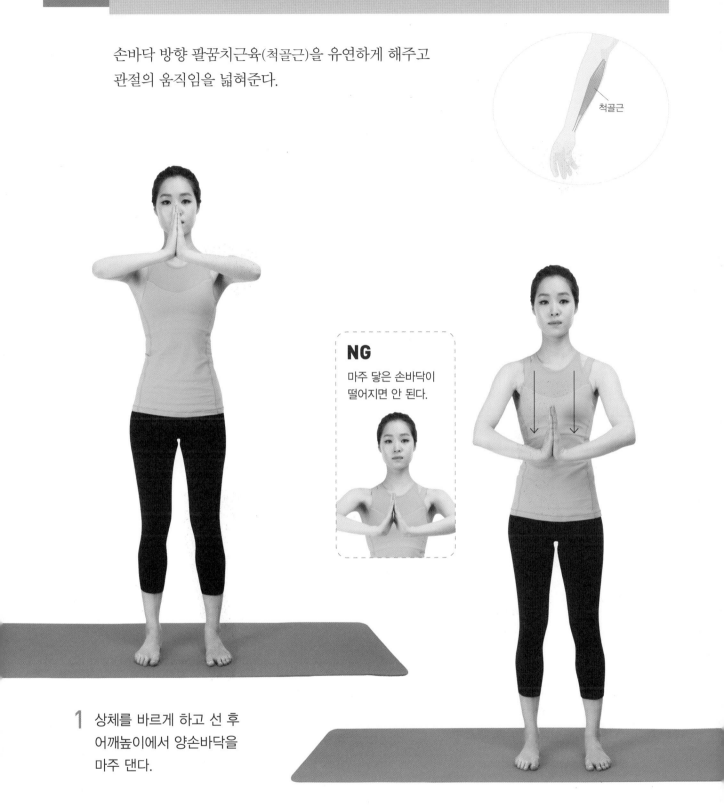

척골근

NG

마주 닿은 손바닥이
떨어지면 안 된다.

1 상체를 바르게 하고 선 후
어깨높이에서 양손바닥을
마주 댄다.

2 손바닥을 붙인 채 양팔을 허리높이까지 내려
15초 유지한다. 같은 동작을 3회 반복한다.

손바닥 잡고 팔 늘이기

손바닥 방향 팔꿈치근육(척골근)의 유연성을 향상시켜
관절의 움직임을 넓혀주고 통증을 줄여준다.
통증이 없는 범위 내에서만 실시한다.

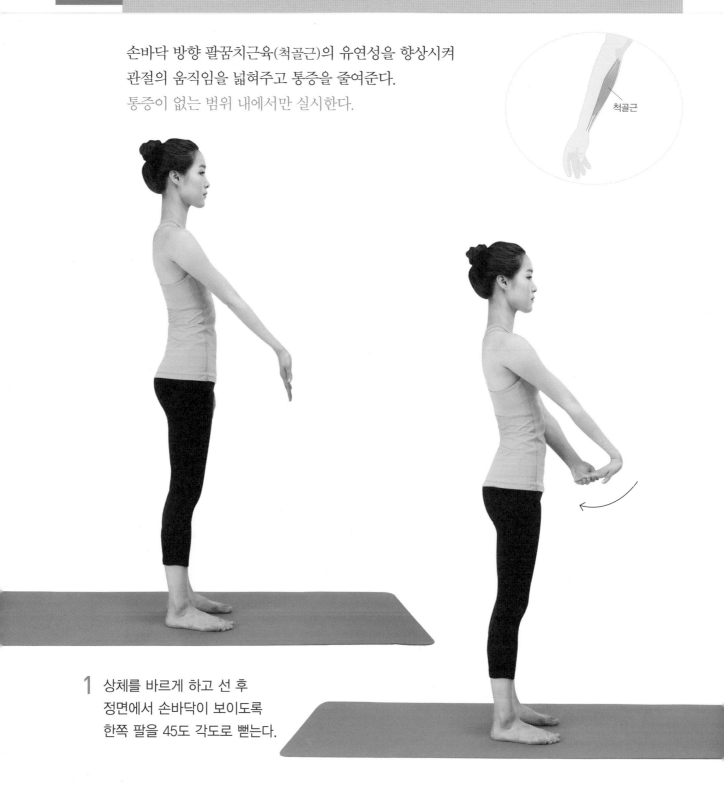

척골근

1 상체를 바르게 하고 선 후
정면에서 손바닥이 보이도록
한쪽 팔을 45도 각도로 뻗는다.

2 뻗은 손의 손가락을 반대쪽 손으로 잡아 천천히 팔을 늘여
15초 유지한다. 같은 동작을 3회 반복한다.
팔을 바꿔서 같은 방법으로 한다.

어깨높이에서 양팔 뻗어 손목 젖히기

약해진 손등 방향 팔꿈치근육(요골근)을 강화한다.

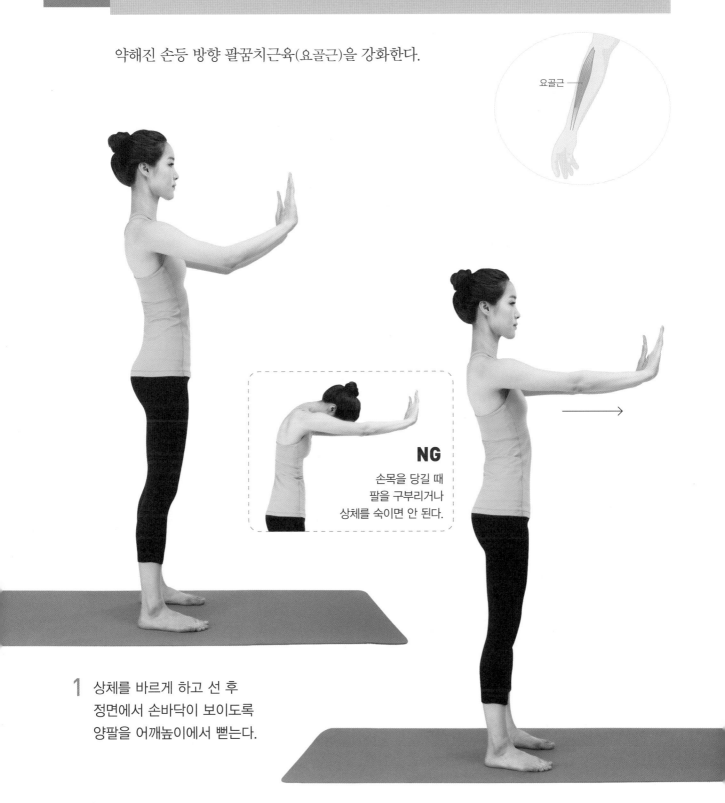

요골근

NG

손목을 당길 때
팔을 구부리거나
상체를 숙이면 안 된다.

1 상체를 바르게 하고 선 후
정면에서 손바닥이 보이도록
양팔을 어깨높이에서 뻗는다.

2 팔꿈치를 최대한 펴주면서 손목을 얼굴 쪽으로 당겨
6초 유지한다. 같은 동작을 6회 반복한다.

129

골반

골반 통증 잡는 스트레칭
동영상 보기

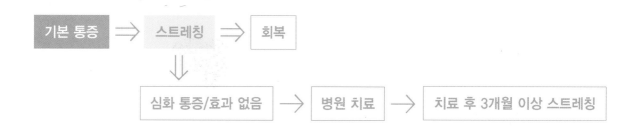

[골반 기본 통증 체크 리스트]

자가 진단을 했을 때 아래 기본 통증 항목에 해당된다면 스트레칭을 꾸준히 해보자.

골반 통증을 완화할 수 있다.

☐ 오래 앉아 있으면 엉덩이가 뻐근해온다.

☐ 양반다리를 하고 바닥에 오래 앉아 있으면 불편하다

☐ 오래 서 있을 때 주먹으로 엉덩이를 두드리면 시원하다.

☐ 허리와 엉덩이가 함께 아플 때가 많다.

☐ 주로 엉덩이를 움직일 때보다 가만히 있을 때가 더 불편하다.

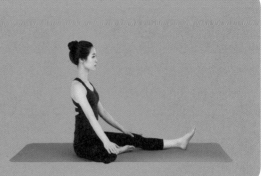

스트레칭 포인트!

• 엉덩이근육을 늘이는 동작 위주로 한다.
• 골반 스트레칭은 다리근육과 허리근육이 함께 작용하므로
 가급적이면 엉덩이근육만 긴장감을 느낄 수 있도록
 동작의 각도 조절에 유의해야 한다.

심화 통증 $\Rightarrow$ 병원 진단 $\Rightarrow$ 치료 및 회복 $\Rightarrow$ 꾸준히 스트레칭

[골반 심화 통증 체크 리스트]

꾸준히 스트레칭을 하는데도 불구하고 아래 심화 통증 항목에 3개 이상 해당된다면

병원을 찾아 진단을 받아야 한다.

☐ 심한 운동이나 사고로 대퇴골두(넓적다리뼈의 엉덩이 쪽 끝부분)가 부러졌다.

☐ 걸을 때 허벅지 안쪽에 통증이 있고, 통증이 점점 심해져 다리를 절뚝거리게 된다.

☐ 가만히 있어도 엉덩이에 통증이 있다.

☐ 다리를 안쪽이나 바깥쪽으로 돌릴 때 엉덩이에 통증이 나타난다.

☐ 양반다리를 하기가 힘들고, 양다리의 길이 차이가 크다.

☐ 엉덩이를 움직이는 것이 불가능하다.

☐ 달릴 때 엉덩이에 통증이 심해진다.

☐ 엉덩이에 통증이 갑자기 심해지거나 다리로 바닥을 디딜 때 통증이 심해져서 다리를 절뚝거리게 된다.

☐ 엉덩이뿐만 아니라 다리 통증까지 나타난다.

누워서 다리 올려 당기기

엉덩이근육(대둔근)과 엉덩이관절의 심부근육(이상근)을
늘여서 통증을 줄여준다.

무릎에 통증이 나타나면 스트레칭을 중지한다.

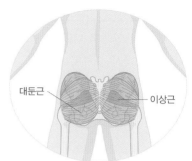

대둔근   이상근

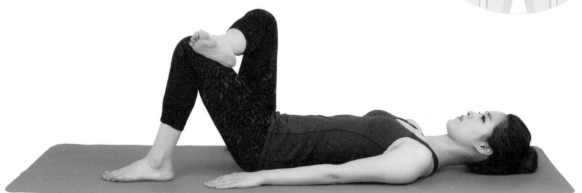

1 바닥에 누워 양무릎을 세운 후 한쪽 발목을 반대편 무릎 위에 올린다.

상체를 들거나 몸이 한쪽으로
기울어지면 안 된다.

NG

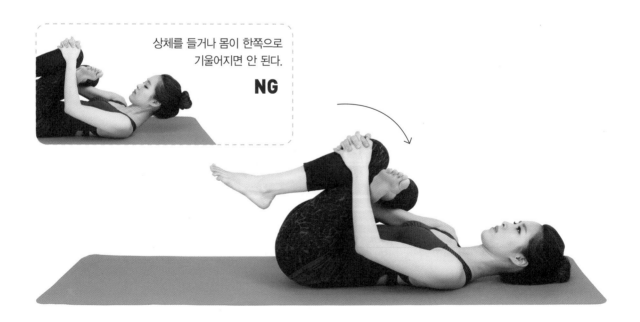

2 양손을 깍지 끼고 세운 다리를 잡아 가슴 쪽으로 당겨 15초 유지한다.
같은 동작을 3회 반복한다. 다리를 바꿔서 같은 방법으로 한다.

누워서 다리 꼬아 옆으로 넘기기

허리와 엉덩이에 연결된 근육(요방형근, 중둔근)을 늘여서
통증을 줄여준다.

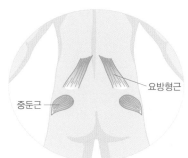

요방형근
중둔근

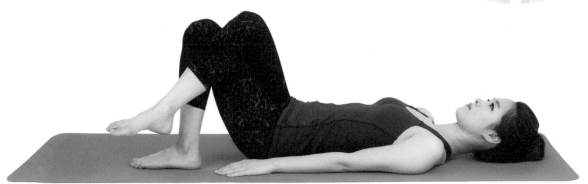

1 바닥에 누워 양무릎을 세운 후 한쪽 다리를 반대쪽 다리 위로 꼬아준다.

다리를 넘길 때
반대쪽 어깨가 바닥에서
들리면 안 된다.

NG

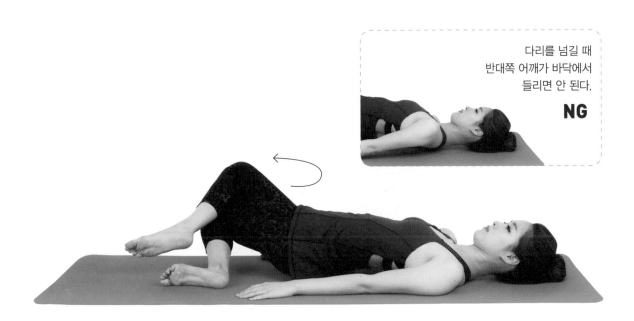

2 다리의 무게를 이용해 올린 쪽 다리 방향으로 넘겨 누르며 15초 유지한다.
같은 동작을 3회 반복한다. 다리를 바꿔서 같은 방법으로 한다.

누워서 다리 사이에 쿠션 끼우고 엉덩이 들기

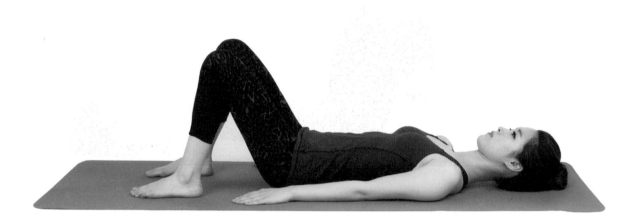

1 바닥에 누워 양무릎을 세운다.

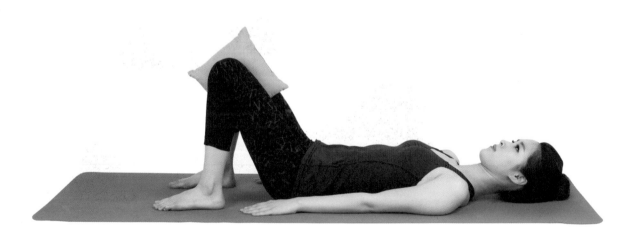

2 다리 사이에 쿠션을 끼운다.

다리를 조여주는 내전근과 허리(척추기립근) 안정화에
영향을 주는 엉덩이근육(대둔근)과 허벅지근육(햄스트링)을
강화하여 통증을 줄여준다.

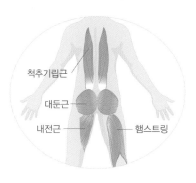

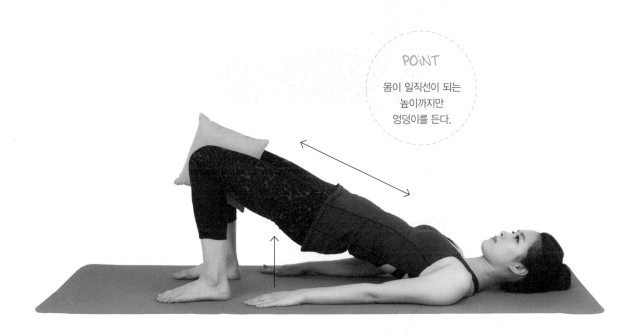

POINT

몸이 일직선이 되는
높이까지만
엉덩이를 든다.

3 쿠션이 떨어지지 않게 힘을 주면서 가슴과 배가 일직선이 되는 높이까지
엉덩이를 들어 6초 유지한다. 같은 동작을 6회 반복한다.

135

앉아서 반 양반다리 하고 무릎 누르기

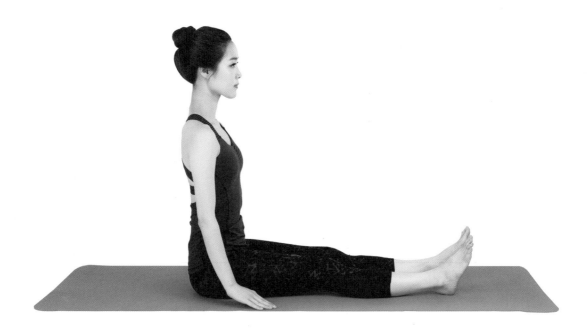

1 바닥에 두 다리를 펴고 바르게 앉는다.

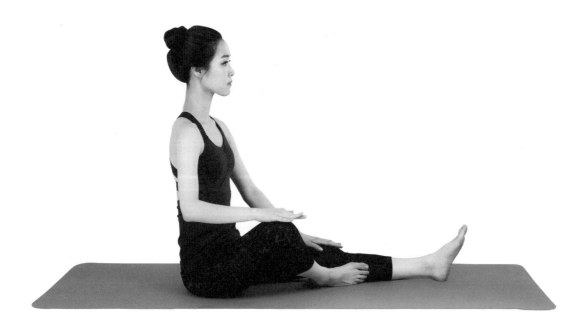

2 한쪽 다리를 양반다리 하듯 접고 양손을 양무릎 위에 올린다.

허리와 엉덩이를 연결하고 조이는 근육(내전근)을
늘여서 허리 통증을 줄여준다.

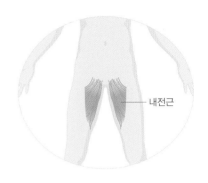

내전근

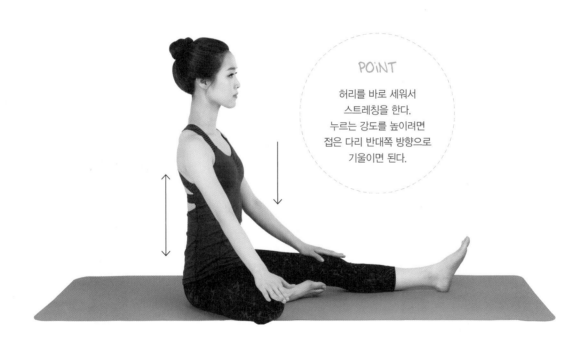

POINT

허리를 바로 세워서
스트레칭을 한다.
누르는 강도를 높이려면
접은 다리 반대쪽 방향으로
기울이면 된다.

3 한 손으로 양반다리 한 무릎을 지그시 눌러 10초 유지한다.
같은 동작을 5회 반복한다. 다리를 바꿔서 같은 방법으로 한다.

벽에 팔꿈치 대고 옆구리 늘이기

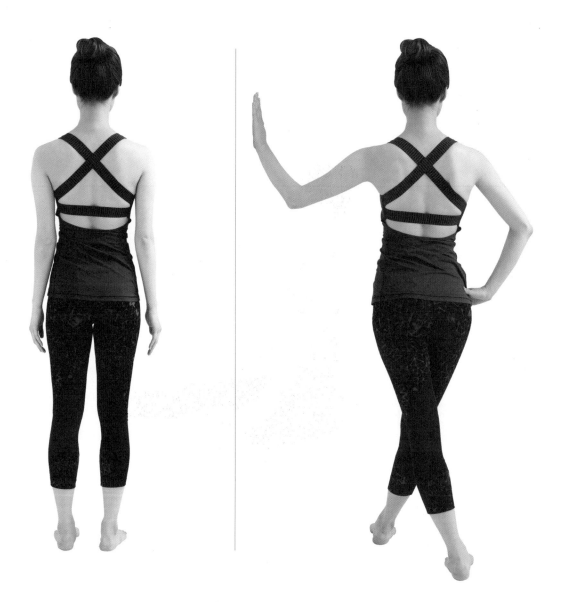

1 반팔 간격만큼 사이를 두고
벽 옆쪽으로 선다.

2 팔로 벽을 짚고, 한쪽 다리를 앞쪽 대각선
방향으로 놓는다.

허리 주변 근육(요방형근), 엉덩이관절의 바깥쪽 인대와
근육(대퇴근막장근)을 늘여서 피로감과 통증을 줄여준다.

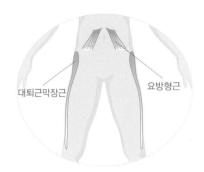

대퇴근막장근　　요방형근

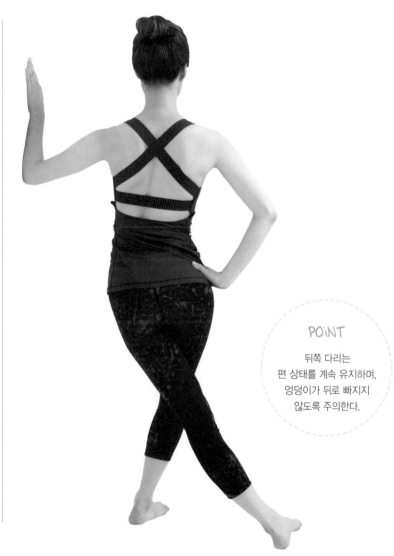

POINT

뒤쪽 다리는
편 상태를 계속 유지하며,
엉덩이가 뒤로 빠지지
않도록 주의한다.

3 앞쪽 다리를 구부리면서 체중을 싣고, 뒤쪽 다리는 펴서 허벅지 바깥 부분을
늘인 채 15초 유지한다. 같은 동작을 3회 반복한다.
팔을 바꿔서 같은 방법으로 한다.

무릎 통증 잡는 스트레칭
동영상 보기

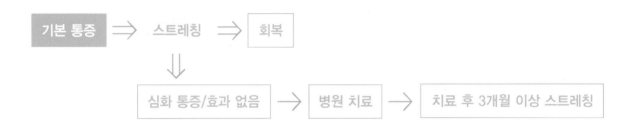

[무릎 기본 통증 체크 리스트]

자가 진단을 했을 때 아래 기본 통증 항목에 해당된다면 스트레칭을 꾸준히 해보자.

무릎 통증을 완화할 수 있다.

☐ 무의식적으로 한쪽 다리로 서는 경우가 많다.

☐ 가끔 무릎에 힘이 풀리면서 다리가 돌아가는 느낌이 있다.

☐ 허벅지 유연성이 떨어진다.

☐ 쪼그려 앉기가 어렵다.

☐ 무릎에서 열이 나는 경우가 있다.

☐ 걷고 뛰는 운동을 많이 하고 나면 무릎이 피곤하고 뻣뻣해지는 느낌이 있다

☐ 높은 계단을 오를 때 무릎에 힘이 많이 들어가고, 중간에 몇 번 쉬어야 한다.

☐ 하이힐처럼 굽이 높은 신발을 신고 많이 걸으면 무릎에 통증이 나타난다.

☐ 무릎에 가벼운 통증과 피로감이 있을 때 마사지하거나 따듯한 찜질을 하면 조금 편안해진다.

☐ 산에 올랐다 내려올 때 무릎에 무리가 많이 느껴진다.

스트레칭 포인트!

- 무릎 통증을 줄이는 키워드는 허벅지근육이다.
  따라서 무릎 통증을 최소화하기 위해 일단 앉아서
  허벅지근육을 강화하는 동작 위주로 한다.

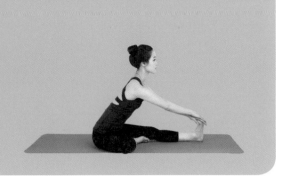

심화 통증 $\Rightarrow$ 병원 진단 $\Rightarrow$ 치료 및 회복 $\Rightarrow$ 꾸준히 스트레칭

[무릎 심화 통증 체크 리스트]

꾸준히 스트레칭을 하는데도 불구하고 아래 심화 통증 항목에 3개 이상 해당된다면 병원을 찾아 진단을 받아야 한다.

☐ 운동 경기 중 태클이나 부딪힘으로 무릎이 안쪽으로 돌아간 적이 있다.

☐ 운전 중 급제동으로 무릎을 대시보드에 부딪힌 적이 있다.

☐ 걷는 도중 무릎이 뒤쪽으로 펴지면서 빠지는 느낌이 있다.

☐ 의자에 앉아 30분 이상 지나면 무릎 통증이 있다.

☐ 무릎을 구부리고 펼 때 갑자기 걸리는 느낌이 들어 펴거나 구부릴 수 없다.

☐ 무릎이 부으면서 뻣뻣하고, 무릎을 펴기 힘들다.

☐ 오금이 땅기면서 뻣뻣하고 묵직한 느낌이 있다.

☐ 무릎을 꿇을 때 정강이뼈(경골)가 아프다.

☐ 무릎을 꿇고 몸을 돌릴 때 통증이 생긴다.

☐ 많이 걷거나 계단을 오르내리면 무릎이 붓고 열이 난다.

☐ 오금이 부풀어 올랐다.

☐ 정강이뼈 앞쪽이 많이 튀어나오고 운동을 하면 통증이 있다.

옆으로 누워 다리 굽혀 당기기

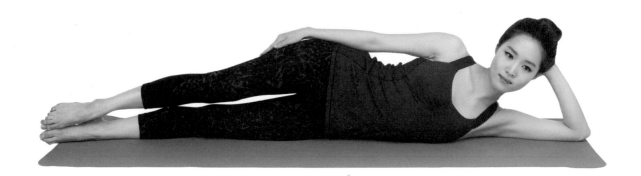

1 한쪽 손으로 머리를 받치고 옆으로 눕는다.

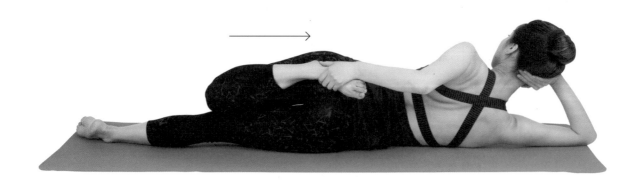

2 한쪽 다리의 무릎을 뒤로 구부린 후 한쪽 손으로 발등을 잡는다.

허벅지 앞쪽 근육(대퇴사두근)을 늘이고
무릎뼈를 강화하여 통증을 줄여준다.
허리 통증이 있을 때도 해주면 좋다.

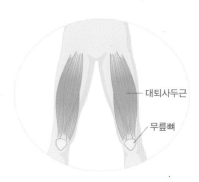

대퇴사두근

무릎뼈

양무릎 사이가 너무 벌어지면 안 된다.

NG

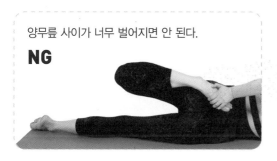

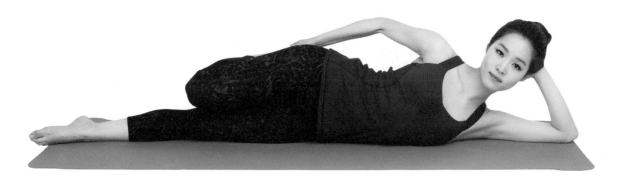

3 발등을 잡은 손에 힘을 줘 몸 쪽으로 당기며 15초 유지한다.
  같은 동작을 3회 반복한다. 다리를 바꿔서 같은 방법으로 한다.

앉아서 반 양반다리 하고 발끝 당기기

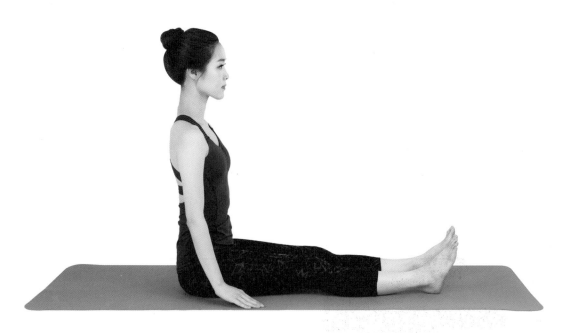

1 바닥에 두 다리를 펴고 바르게 앉는다.

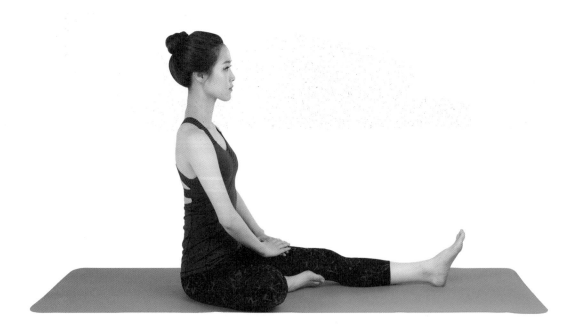

2 한쪽 다리를 양반다리 하듯 접고 허리를 반듯하게 편다.

허벅지 뒤쪽 근육(햄스트링)을 늘여서
무릎 통증을 줄여준다.

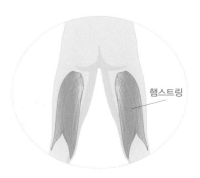

햄스트링

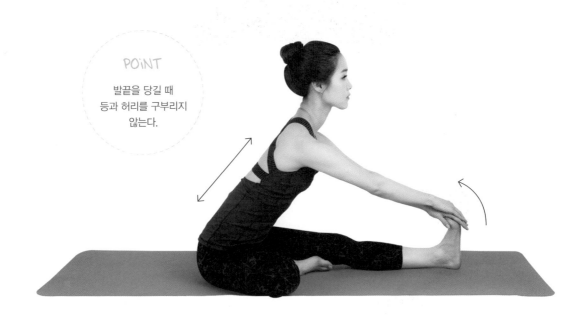

POINT

발끝을 당길 때
등과 허리를 구부리지
않는다.

3 양손으로 뻗은 다리의 발끝을 잡아 몸 쪽으로 당기며 15초 유지한다.
같은 동작을 3회 반복한다. 다리를 바꿔서 같은 방법으로 한다.

앉아서 뒷무릎에 수건 받치고 발등 당기기

허벅지 앞쪽 근육(대퇴사두근)과 무릎뼈를 강화해서
무릎 통증을 줄여준다.

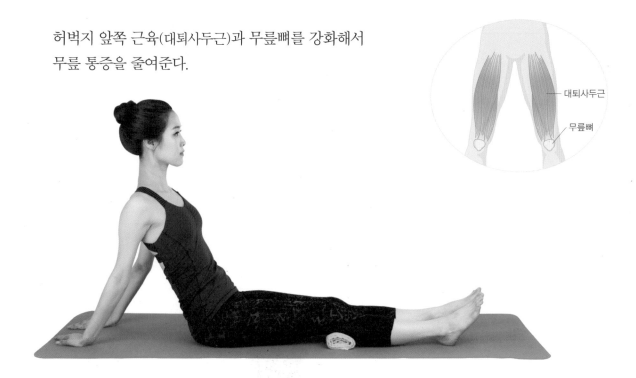

— 대퇴사두근

— 무릎뼈

1 양손을 뒤로 놓고 상체를 약간 젖혀 편하게 앉는다. 양다리를 펴고 한쪽 뒷무릎
밑에 수건을 말아 넣는다.

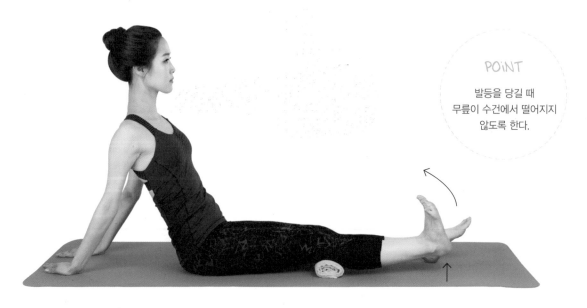

POINT

발등을 당길 때
무릎이 수건에서 떨어지지
않도록 한다.

2 허벅지 앞쪽 근육만 이용하여 수건 받친 다리의 발꿈치가 바닥에서 떨어질 때까지
발등을 당기고 6초 유지한다. 같은 동작을 6회 반복한다.
다리를 바꿔서 같은 방법으로 한다.

앉아서 발목에 수건 받치고 발등 당기기

허벅지 앞쪽 근육(대퇴사두근)과 무릎뼈를 강화해서 무릎 통증과
불안정감을 줄여준다. 통증이 없는 범위 내에서만 실시한다.

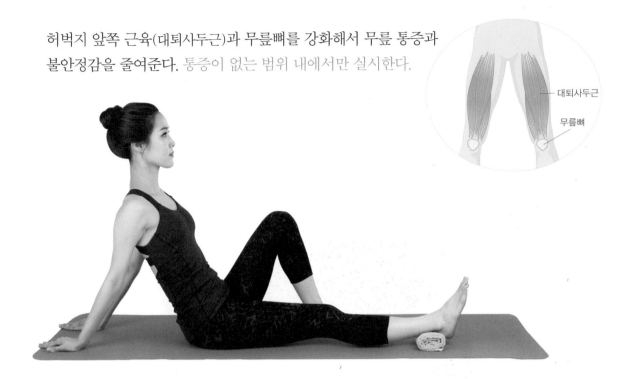

대퇴사두근
무릎뼈

1 양손을 뒤로 놓고 상체를 약간 젖혀 편하게 앉은 후 한쪽 다리를 세운다.
반대쪽 다리는 편 후 발목 밑에 수건을 말아 넣는다.

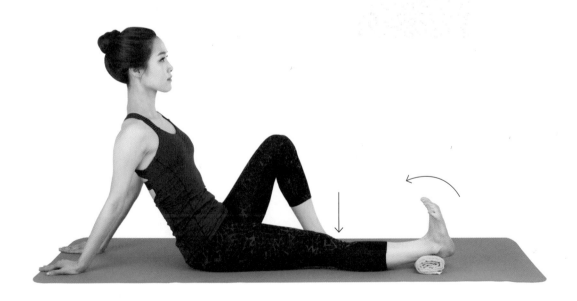

2 수건 받친 무릎을 바닥에 붙이듯 누르며 앞쪽 허벅지에 힘을 주고 발등을
몸 쪽으로 당겨 6초 유지한다. 같은 동작을 6회 반복한다.
다리를 바꿔서 같은 방법으로 한다.

앉아서 무릎뼈 움직이기

무릎뼈 주변 조직을 풀어서 통증을 줄여준다.

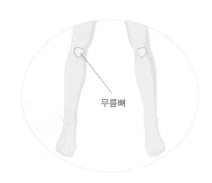

무릎뼈

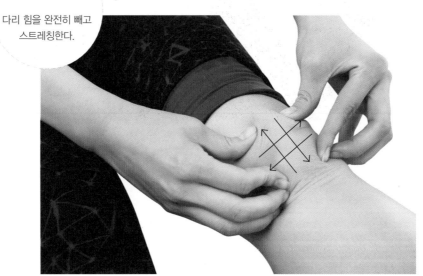

POINT

다리 힘을 완전히 빼고
스트레칭한다.

1 바닥에 두 다리를 펴고 바르게 앉아 양손으로 무릎뼈를 잡고
위아래, 좌우로 움직인다.

2 다리를 바꿔서 같은 방법으로 한다.

의자에 앉아 다리 뻗어 발등 당기기

허벅지 앞쪽 근육(대퇴사두근)과 무릎뼈를 강화한다.

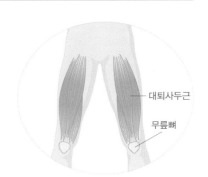

대퇴사두근
무릎뼈

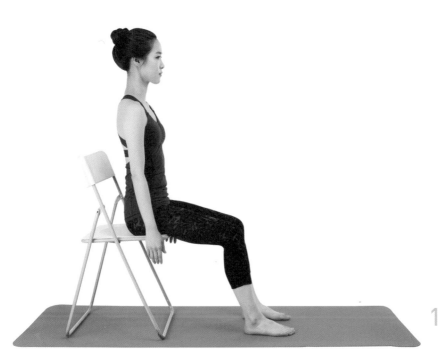

1 의자 앞쪽에 엉덩이를 대고
상체를 세워 바르게 앉는다.

POINT

다리를 올릴 때
반동이 없도록 한다.

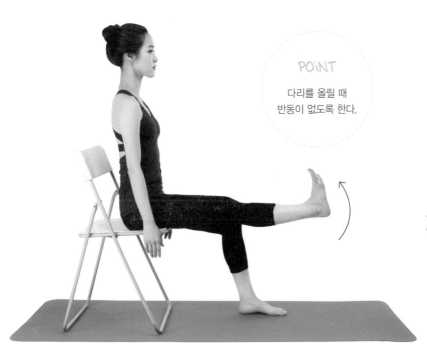

2 한쪽 다리를 최대한 뻗은 상태로
허벅지와 직선이 되는 위치까지만
올려 6초 유지한다.
이때 발등은 몸 쪽으로 당긴다.
같은 동작을 6회 반복한다. 다리를
바꿔서 같은 방법으로 한다.

149

발목 통증 잡는 스트레칭
동영상 보기

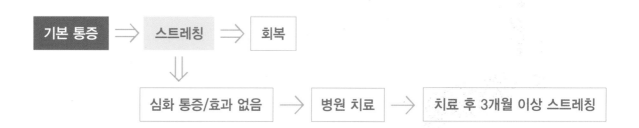

[발목 기본 통증 체크 리스트]

자가 진단을 했을 때 아래 기본 통증 항목에 해당된다면 스트레칭을 꾸준히 해보자.
발목 통증을 완화할 수 있다.

☐ 병원에서 보존적 치료(침, 물리치료, 약물, 주사)를 받은 후에도 가끔 발목을 삐끗한다.

☐ 높은 신발을 신을 때 발목을 한번씩 접질린다.

☐ 발목에 무리가 가면 가끔 붓는다.

☐ 무리한 운동을 하려고 하면 발목이 또 접질릴까 두렵다.

☐ 발목에 힘이 없는 듯하다.

☐ 오랫동안 발목을 접질릴까 조심해서 발목이 조금 가늘어져 있다.

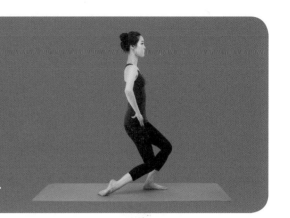

스트레칭 포인트!

- 종아리 바깥쪽 근육을 강화하는 동작 위주로 한다.
- 발목을 움직일 때 절대 다리가 같이 돌아가서는 안 된다.

심화 통증 $\Rightarrow$ 병원 진단 $\Rightarrow$ 치료 및 회복 $\Rightarrow$ 꾸준히 스트레칭

[발목 심화 통증 체크 리스트]

꾸준히 스트레칭을 하는데도 불구하고 아래 심화 통증 항목에 3개 이상 해당된다면
병원을 찾아 진단을 받아야 한다.

☐ 발목 주위에 부기나 통증이 있다.

☐ 가만히 있을 때는 괜찮으나 걸을 때 발목이 아프다.

☐ 발목을 접질린 후 부기와 열이 심해 보행이 어렵다.

☐ 발목을 접질릴 때 '뚝'하는 소리가 들리거나 느껴졌다.

☐ 다친 후 발목 주위 뼈의 돌출이나 변형이 있다.

☐ 발목을 삐었거나 부러진 후 완치되었지만 여전히 덜렁거리는 듯하며, 쉽게 접질릴 것 같은 느낌이 든다.

☐ 발목 뒤 아킬레스건 파열이 의심된다.

☐ 5분 이상 걷거나 뛰면 발목의 특정 부분이 아프다.

☐ 걸을 때 발목 앞부분이나 뒷부분이 무언가로 집히는 느낌이 들며, 관절의 느낌이 다르다.

☐ 발목을 돌릴 때 소리가 나거나 무언가가 튕기는 느낌이 있다.

☐ 양쪽 종아리 굵기가 다르다.

☐ 걸을 때 발목이 불안정하며 덜렁거린다.

앉아서 발목으로 알파벳 쓰기

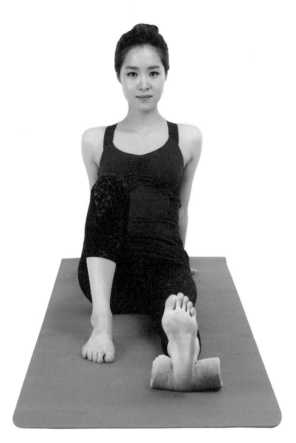

1 양손을 뒤로 놓고 상체를 약간 젖혀
   편하게 앉은 후 한쪽 다리를 세운다.
   반대쪽 다리는 편 후 발목 밑에 수건을
   말아 넣는다.

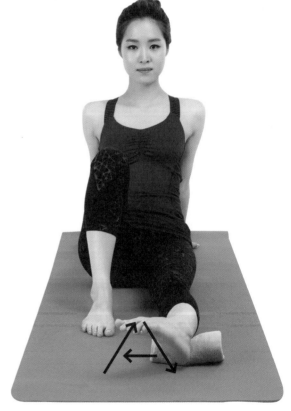

2 발목만 이용하여 알파벳을 A~Z까지 반복해서
   10번 쓴다.

체중지지의 위험성 없이 발목 주변과
정강이 부분의 근육(전경골근, 장·단비골근)을
골고루 강화한다.

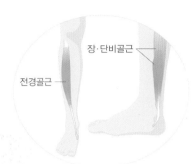

장·단비골근

전경골근

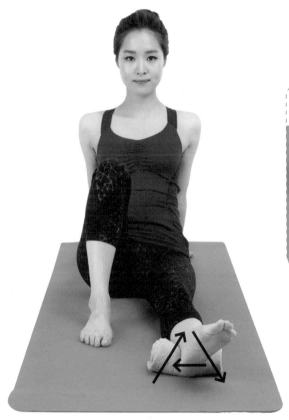

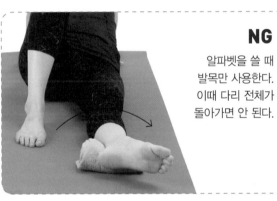

NG

알파벳을 쓸 때
발목만 사용한다.
이때 다리 전체가
돌아가면 안 된다.

3 같은 동작을 3회 반복한다.
다리를 바꿔서 같은 방법으로 한다.

의자에 앉아 발가락으로 수건 잡고 밀기

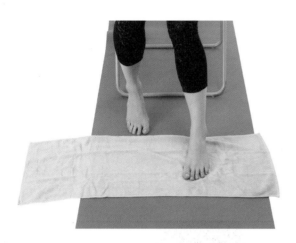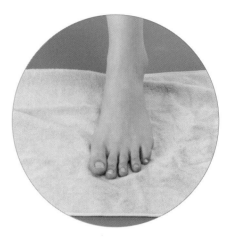

의자 앞쪽에 엉덩이를 대고 바르게 앉은 다음, 발 밑에 수건을 깔고
한쪽 발을 올려놓는다.

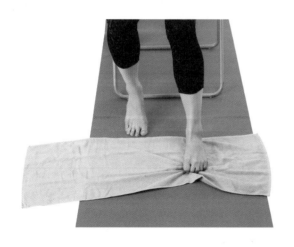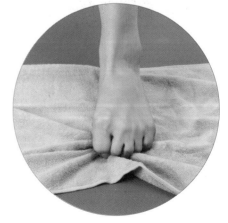

2 발가락으로 수건을 집는다.

발목 바깥쪽 근육(장·단비골근)과
발바닥근육(단지굴근)을
강화하여 발목 안정성을
높여준다.

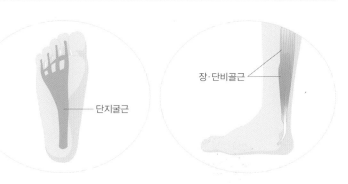

단지굴근

장·단비골근

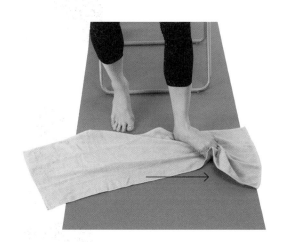

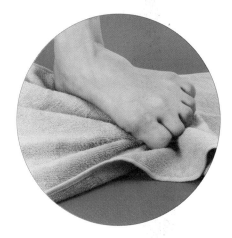

3 뒤꿈치를 축으로 해 집은 수건을 바깥쪽으로 10번 민다.
같은 동작을 3회 반복한다. 발을 바꿔서 같은 방법으로 한다.

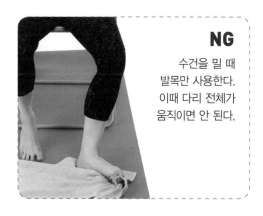

NG

수건을 밀 때
발목만 사용한다.
이때 다리 전체가
움직이면 안 된다.

발등 누르기

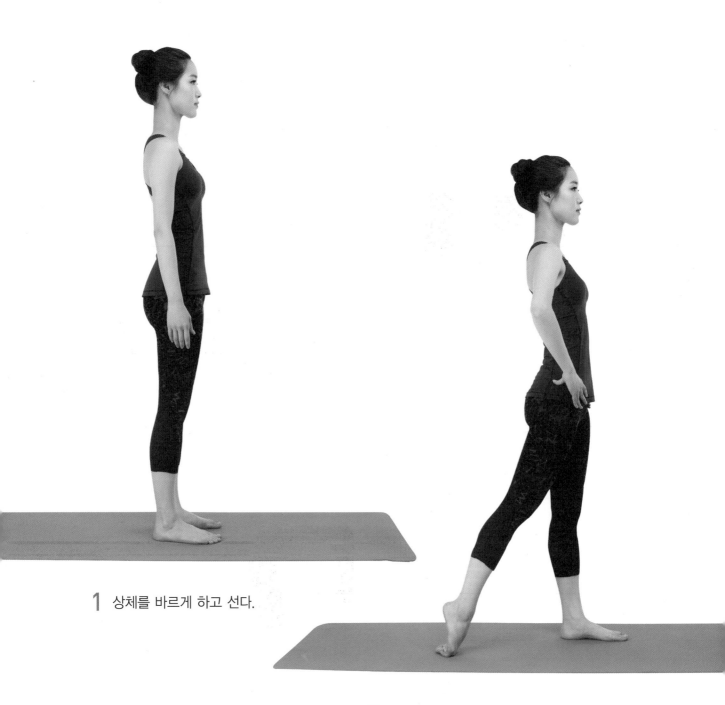

1 상체를 바르게 하고 선다.

2 한쪽 다리를 뒤로 놓고 발가락은 모아 세운다.

정강이근육(전경골근)을 늘여서
발목 유연성을 높여준다.

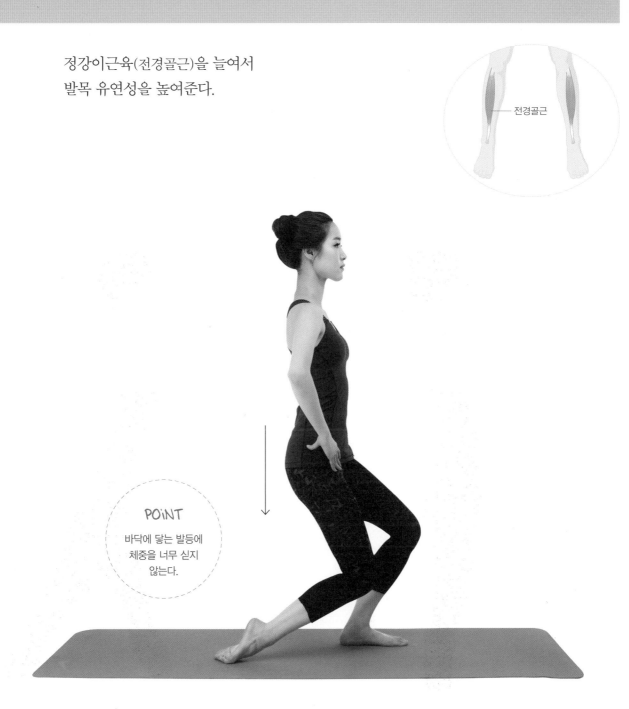

전경골근

POiNT
바닥에 닿는 발등에
체중을 너무 싣지
않는다.

3 뒤에 놓은 다리의 발등이 바닥에 닿도록 두 다리의 무릎을 굽히고,
발등을 누르며 15초 유지한다. 같은 동작을 3회 반복한다.
다리를 바꿔서 같은 방법으로 한다.

벽에 양손 대고 종아리 늘이기 〈170페이지 발바닥 스트레칭과 동일〉

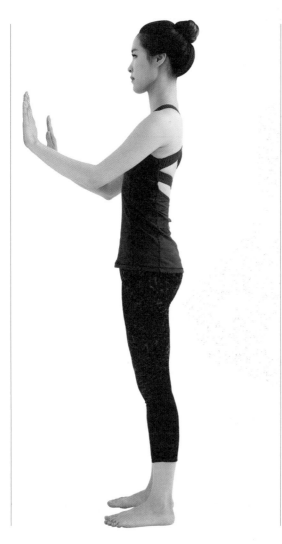

1 반팔 간격만큼 사이를 두고
  양손을 벽에 댄 채 바르게 선다.

2 발목이 아픈 다리를 최대한 뒤로 빼준다.

종아리근육(아킬레스건, 비복근)을 늘여서 염증으로 인한
통증을 줄이고 발목 유연성을 높여준다.
종아리에 쥐가 자주 나는 사람에게 매우 효과적이다.

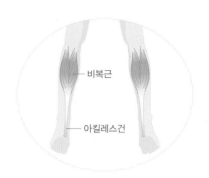

비복근

아킬레스건

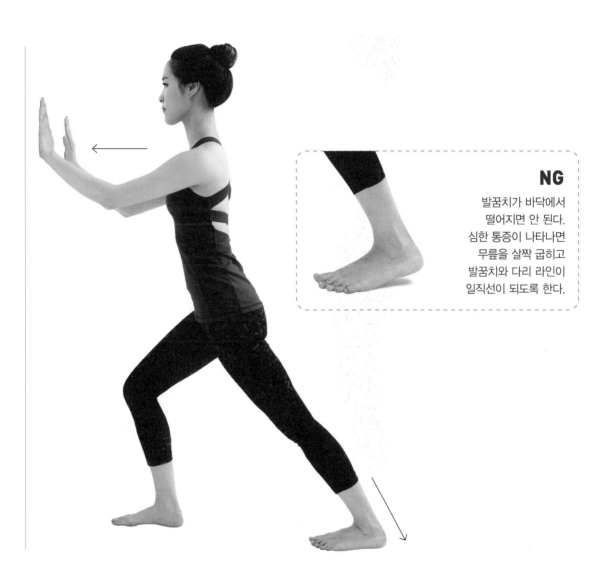

NG

발꿈치가 바닥에서
떨어지면 안 된다.
심한 통증이 나타나면
무릎을 살짝 굽히고
발꿈치와 다리 라인이
일직선이 되도록 한다.

3 중심을 잡은 후 앞쪽 다리의 무릎을 구부리고 뒤쪽 다리의 종아리를 최대한 늘이면서
15초 유지한다. 같은 동작을 3회 반복한다.

의자 잡고 뒤꿈치 들기

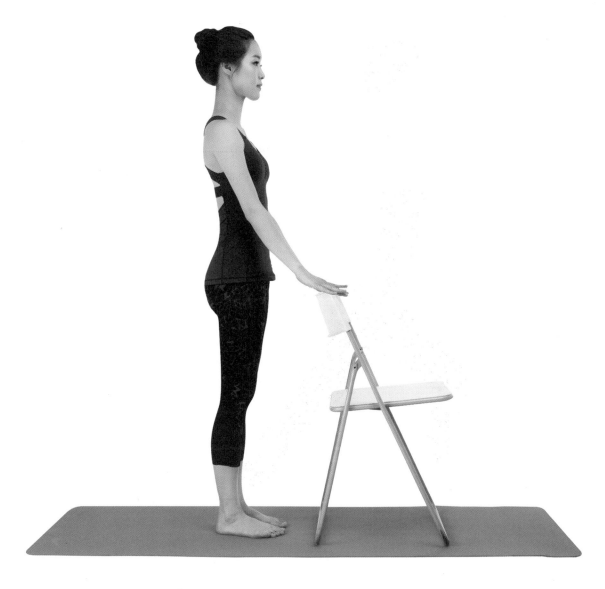

1 양손으로 의자 등받이를 잡고 바르게 선다.

종아리근육(아킬레스건, 비복근)의 강화로
발목의 안정성을 높여서 통증을 줄여준다.

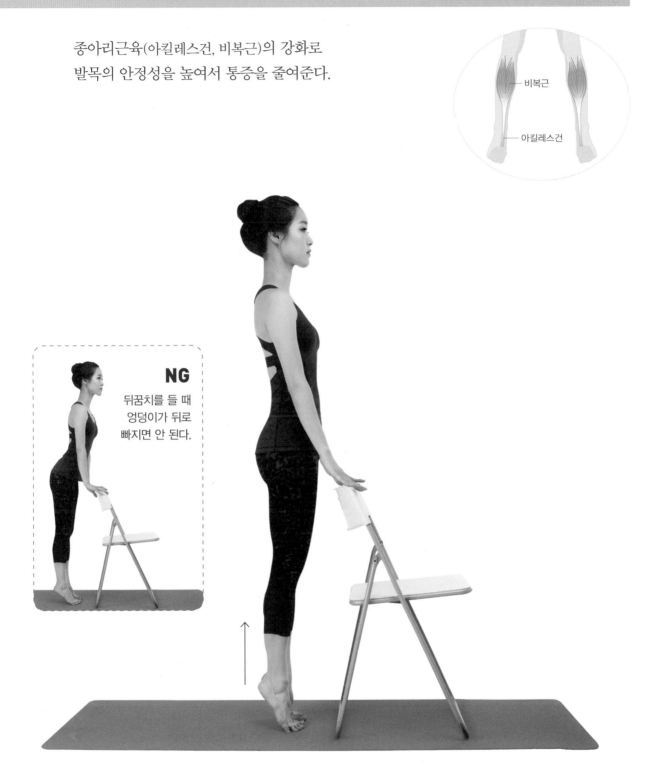

비복근

아킬레스건

NG
뒤꿈치를 들 때
엉덩이가 뒤로
빠지면 안 된다.

2 뒤꿈치를 3초 동안 최대한 천천히 들었다가 다시 3초 동안 천천히 내려놓는다.
같은 동작을 6회 반복한다.

발바닥

발바닥 통증 잡는 스트레칭
동영상 보기

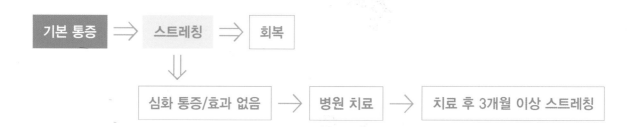

[발바닥 기본 통증 체크 리스트]

자가 진단을 했을 때 아래 기본 통증 항목에 해당된다면 스트레칭을 꾸준히 해보자.
발바닥 통증을 완화할 수 있다.

☐ 발바닥 통증이 활동을 하면 심해지고 휴식을 하면 줄어든다.

☐ 장시간 앉아 있다가 일어나서 걷기 시작할 때 발바닥에 통증과 뻣뻣함이 느껴진다.

☐ 하루 일과의 끝 무렵 다리에 극심한 피로감이 발생한다.

☐ 과도한 체중 증가 후 발바닥 통증이 발생했다.

☐ 갑작스럽게 무리한 스포츠 활동을 할 때 발바닥 통증이 발생했다.

☐ 종아리 스트레칭, 아픈 부위를 눌러주는 마사지 등을 하면 발바닥이 편안해짐을 느낀다.

☐ 오래 서 있거나 걸을 때 발바닥에 뻣뻣한 느낌이 든다.

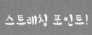

스트레칭 포인트!

• 발가락을 뒤로 젖히는 동작을 할 때는
  발바닥근육이 강하게 늘어나는 느낌이 들어야 한다.
  특히 엄지발가락의 각도를 잘 조절해서 실시한다.

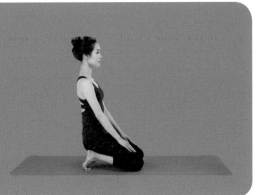

| 심화 통증 | ⟹ | 병원 진단 | ⟹ | 치료 및 회복 | ⟹ | 꾸준히 스트레칭 |

[발바닥 심화 통증 체크 리스트]

꾸준히 스트레칭을 하는데도 불구하고 아래 심화 통증 항목에 3개 이상 해당된다면
병원을 찾아 진단을 받아야 한다.

☐ 발바닥의 감각이 이상하다.

☐ 발이 화끈거리거나 저림이 느껴진다.

☐ 장시간 서 있을 경우 발바닥에 타는 듯한 통증이 느껴진다.

☐ 장시간 서 있을 경우 발바닥에 감각이 없어진다.

☐ 발 안쪽 근육이 위축된다.

☐ 발바닥이 심하게 평평해지거나 발바닥 아치가 심하게 커졌다.

☐ 아침에 일어나 처음 발을 디딜 때 발바닥에 심한 통증이 나타난다.

☐ 오랫동안 걷는 경우 발바닥 통증이 점점 심해진다.

무릎 꿇고 발가락 세우기

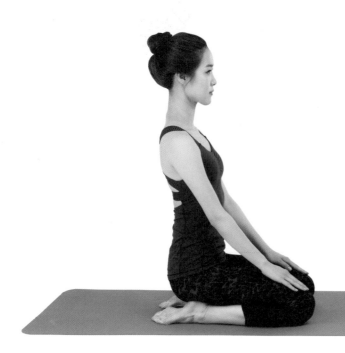

1 무릎을 꿇고 앉는다.

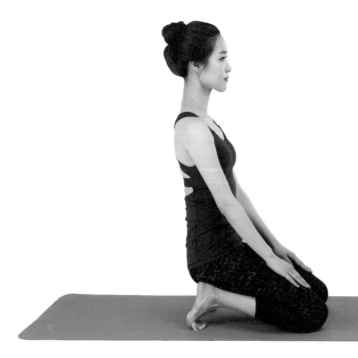

2-1 양발의 발가락을 세우고
체중을 실어 15초 유지한다.
같은 동작을 3회 반복한다.

발가락 근막과 발바닥 근막(족저근막)을 늘여서
통증을 줄여준다.
무릎 질환자는 삼가는 것이 좋다.

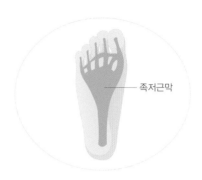

족저근막

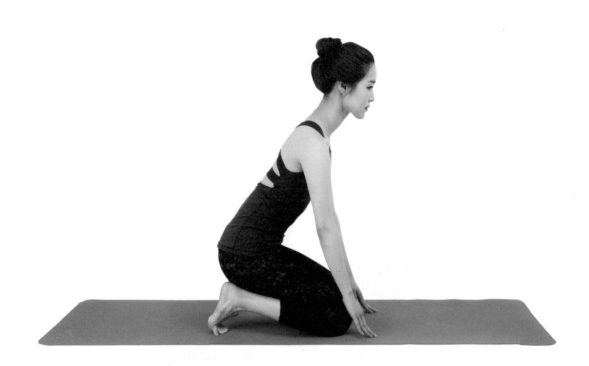

2-2 통증이 심하면 양손을 바닥에 대고 엉덩이를 살짝 들어 강도를 조절한다.

앉아서 발가락 당기기

발바닥 근막(장무지굴근)을 늘여서 통증을 줄여준다.

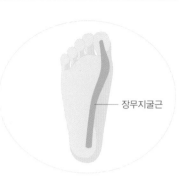

장무지굴근

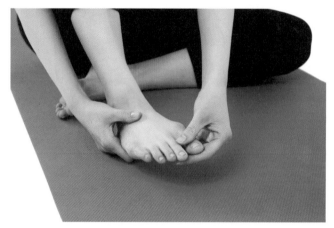

1 바닥에 앉아 손으로 한쪽 발의 엄지발가락을 잡는다.

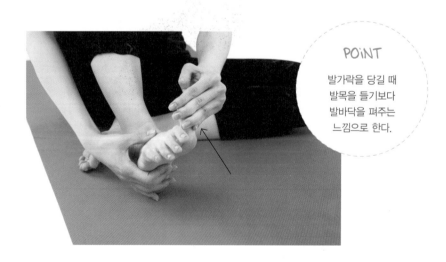

POINT

발가락을 당길 때
발목을 들기보다
발바닥을 펴주는
느낌으로 한다.

2 엄지발가락을 잡은 손에 힘을 줘 발등 쪽으로 당기며 15초 유지한다.
같은 동작을 3회 반복한다. 발을 바꿔서 같은 방법으로 한다.

의자에 앉아 발바닥으로 병 굴리기

경직된 발바닥 근막(족저근막)을 자극하여 통증을 줄여준다.

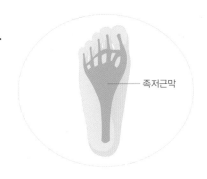

족저근막

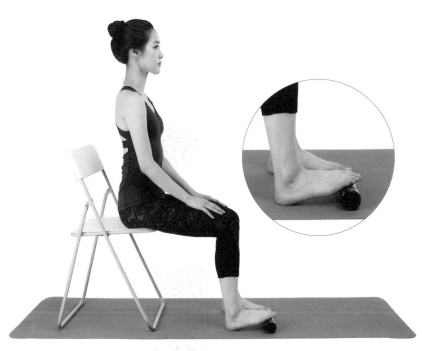

1 의자 앞쪽에 엉덩이를 대고
상체를 세워 바르게 앉는다.
병(콜라병처럼 가운데 홈이 있는
병이 좋다)을 한쪽 발바닥 아래에 둔다.

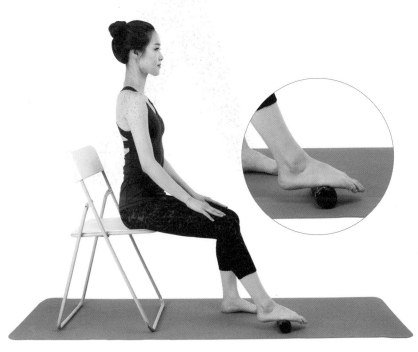

2 발바닥을 이용해 병을 앞뒤로 30번
굴린다. 이때 발바닥으로 병을
너무 세게 눌러 의자에서 엉덩이가
뜨지 않도록 한다. 같은 동작을
2회 반복한다. 발을 바꿔서
같은 방법으로 한다.

벽에 양손 대고 발바닥 늘이기

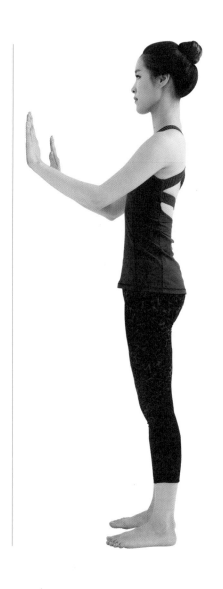 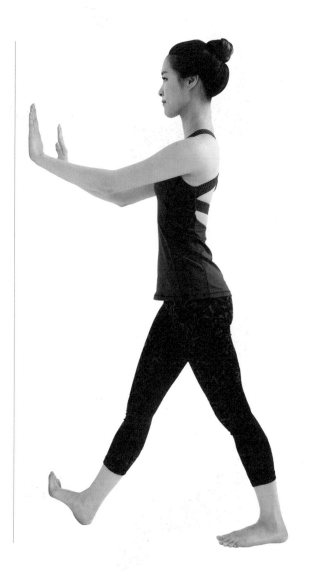

1 반팔 간격만큼 사이를 두고
양손을 벽에 댄 채 바르게 선다.

2 상체는 일직선을 유지하면서 한쪽 발바닥을 사선으로
벽에 댄다.

발바닥 근막(단지굴근, 무지외전근)과
종아리근육(아킬레스건, 비복근)을
같이 늘인다.

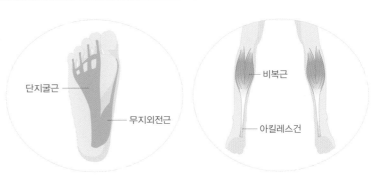

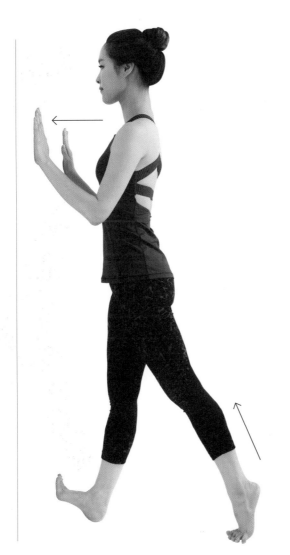

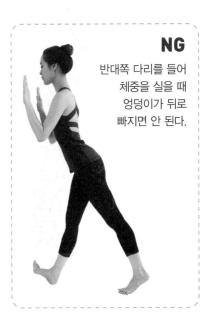

NG
반대쪽 다리를 들어
체중을 실을 때
엉덩이가 뒤로
빠지면 안 된다.

3 반대쪽 발을 들고 벽 쪽으로 체중을 실어 발바닥을 늘이면서 15초 유지한다.
같은 동작을 3회 반복한다. 다리를 바꿔서 같은 방법으로 한다.

벽에 양손 대고 종아리 늘이기 〈158페이지 발목 스트레칭과 동일〉

종아리근육(아킬레스건, 비복근)을 늘여서 발바닥 근막의 부담을 줄여준다.
또한 속근육인 후경골근도 늘여서 염증으로 인한 통증을 줄이고
발목 유연성도 높여준다.

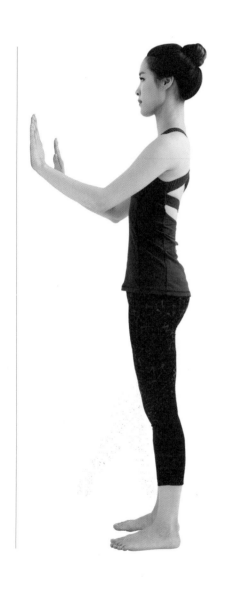

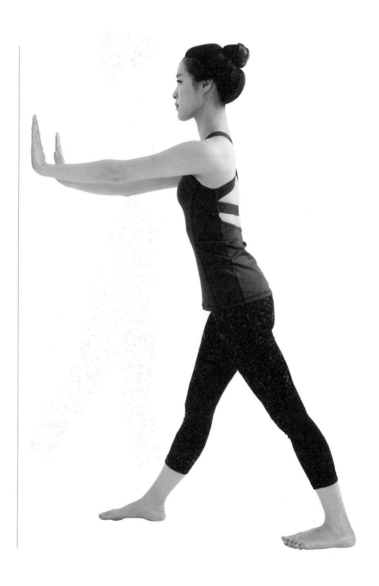

1 반팔 간격만큼 사이를 두고
양손을 벽에 댄 채 바르게 선다.

2 발목이 아픈 다리를 최대한 뒤로 빼준다.

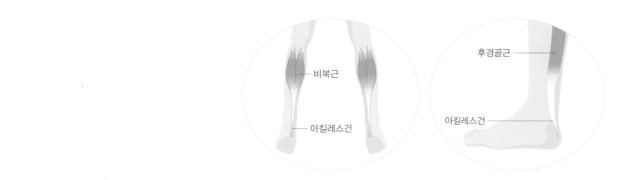

비복근

아킬레스건

후경골근

아킬레스건

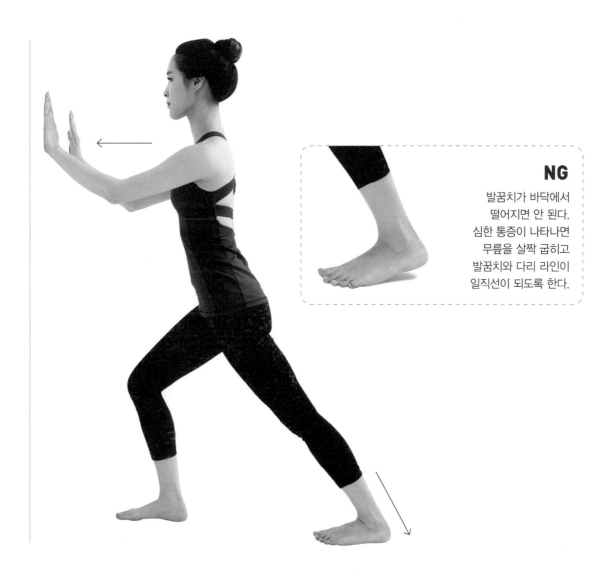

NG

발꿈치가 바닥에서
떨어지면 안 된다.
심한 통증이 나타나면
무릎을 살짝 굽히고
발꿈치와 다리 라인이
일직선이 되도록 한다.

3 중심을 잡은 후 앞쪽 다리의 무릎을 구부리고 뒤쪽 다리의 종아리를 최대한 늘이면서
15초 유지한다. 같은 동작을 3회 반복한다.

잘못 움직이면 심한 통증,
잘 움직이면 통증 제로!

살아가면서 누구나 한 번쯤은 허리나 목, 무릎과 같은 관절에 불편함을 겪거나 통증을 느 낀다. 통증은 외상과 같이 분명한 원인으로 생기거나 이유 없이 나이가 들면서 퇴행으로 인해 생기기도 한다. 때로는 병원에 가야 할 정도로 불편함을 느껴 의사를 찾지만 가벼운 통증일 경우 운동이나 마사지, 사우나 같은 방법을 이용하기도 한다.

이렇게 급성으로 병원 치료를 요구하는 환자든, 만성적으로 고생하는 환자든 모두 인간의 기본적인 생활을 하기 위해서 앉거나 걷거나 서 있어야 한다. 즉, 문제가 발생한 척추나 관 절은 인간 활동에 따른 스트레스에 노출되어 있다는 것이다. 따라서 관절과 근육은 치료 가 되었다고 해도 정적, 동적 자극이 계속되면 만성적인 통증이 나타날 수밖에 없다. 또한 이런 통증으로 인해 우리는 근육과 관절의 사용을 꺼리고, 이는 다시 근육을 약화시켜 척 추나 관절에 스트레스를 높인다. 결과적으로 통증이 재발하는 악순환이 만들어진다.

우리나라 병원 진료 시스템이 예방보다는 치료에 집중하고 있어 척추와 관절 환자들이 매 년 늘어나는 추세다. 사실 척추와 관련된 질환을 앓는 사람은 감기 환자 다음으로 흔하다. 그것도 남녀노소 관계없이 척추 질환으로 고생하는 이들이 많다. 이렇게 척추 질환이 빈 번한 가장 큰 이유는 장시간 책상 앞에 앉아 있는 생활 습관 때문이다. 학생들이나 직장인들은 하루의 대부분을 책상 앞에서 보낸다. 그 결과가 바로 척추 질환이다. 생활이 편리해진 만큼 사람들은 운동량이 부족해지고, 운동 부족은 척추근육을 약하게 만들고 비만을 불러온다. 살이 찌면 그만큼 척추와 허리에 무리가 가중된다고 보면 된다. 그 외에 스트레스, 과도한 운동도 척추 질환의 원인이 된다.

이런 질병에서 벗어나 건강한 허리를 가지기 위해 꼭 해야 하는 것 중 하나가 50분 일하고 10분 휴식하는 것이다. 학생들의 수업 시간이 이렇게 구성된 것도 우리 몸이 50분 공부 후 10분 휴식을 필요로 하기 때문이다. 더불어 좋은 방법은 국민체조를 하는 것이다. 우리는 국민체조를 코미디처럼 생각하거나 학창 시절에 가장 하기 싫었던 기억쯤으로 여긴다. 그러나 **학생, 직장인은 물론 노인들에게도 국민체조는 굉장히 좋은 운동이다. 우리가 알고 있는 스트레칭과 운동 프로그램 역시 국민체조를 기본으로 한 것이 대부분이다. 국민체조만 제대로 해도 허리 건강은 물론 온몸 건강을 지킬 수 있다.**

이 책의 핵심도 거기에 있다. 국민체조에서 좀 더 나아간 스트레칭 프로그램으로 우리 몸을 지키고, 인간이 기본적으로 움직여야 하는 골격근이 아픈 관절을 덜 자극하도록 예방 운동을 해놓자는 것이다. 물론 잘못된 운동 시기나 방법은 관절에 더 부담을 줄 수 있지만, 필자는 오랜 임상 경험을 통해 이러한 위험 요소를 최대한 피할 수 있는 프로그램을 완성했다. 아직 약과 마사지, 사우나에 의존하고 있다면 과감히 털고 일어나야 한다. 그러한 방법들은 잠시 증상을 완화할 뿐, 근본적인 해결 방법이 아니다.

이 책의 과학화된 재활 스트레칭 프로그램이 수많은 만성통증 환자의 움직임을 더욱 자유롭게 할 뿐만 아니라 삶 자체의 질을 더욱더 좋게 할 것임을 자신한다. 그러니 우선 '통증 잡는 스트레칭'부터 시작하자!

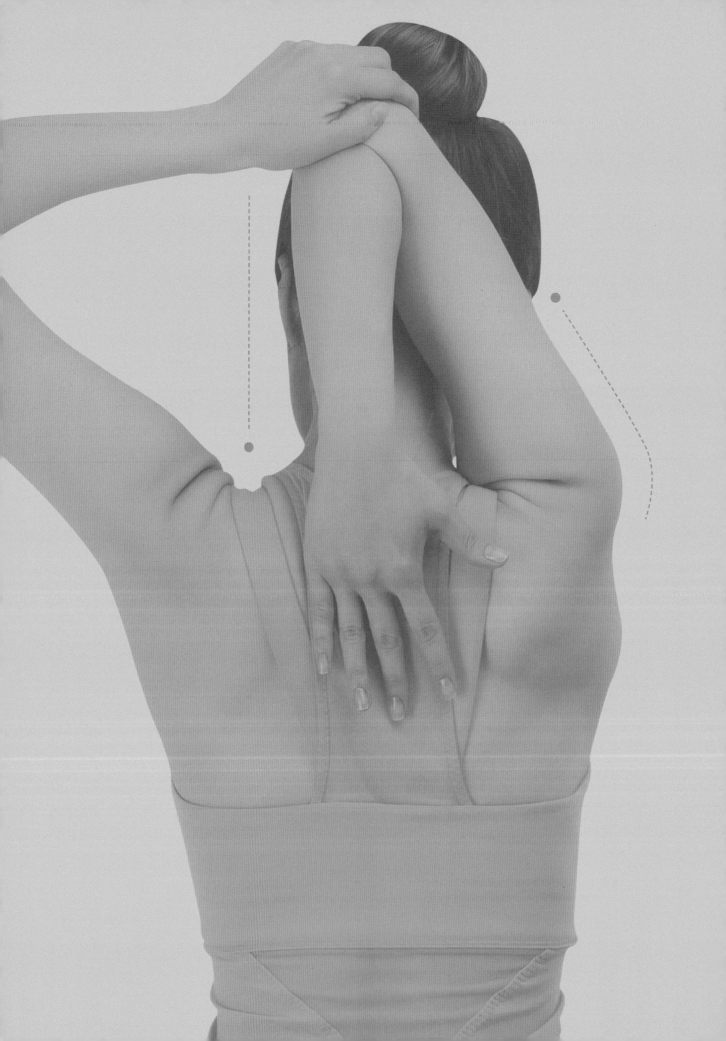

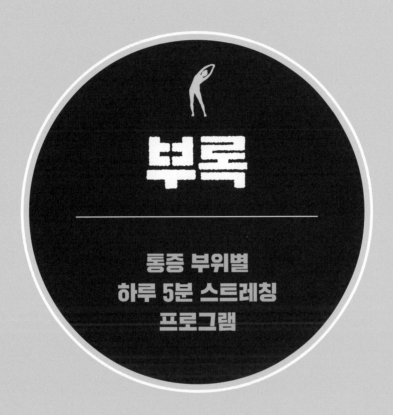

부록

통증 부위별
하루 5분 스트레칭
프로그램

집에서 언제든 혼자 할 수 있는
통증 부위별 하루 5분 스트레칭 프로그램!
모든 동작을 순서대로 해도 좋고,
내 몸에 맞는 동작 한 가지만 선택해 꾸준히 해도 좋다.

허리

손상된 조직을 채우는 것이 튼튼한 근육이다.
스트레칭은 근육과 관절에 좋은 영양분과 산소를 공급하고,
근력 운동은 튼튼한 관절을 만들어 만성적 통증을 줄여준다.

— 62p, '만성통증의 해결법이 근력인 이유' 중에서

허리 통증 잡는 스트레칭

유의 사항
- 허리 부담을 줄이기 위해 눕거나 엎드려서 한다.
- 스트레칭 강도와 빈도는 점차 증진한다.
- 스트레칭은 통증이 없는 범위에서 실시한다.
- 통증이 발생하면 스트레칭을 중단하고 휴식한다.

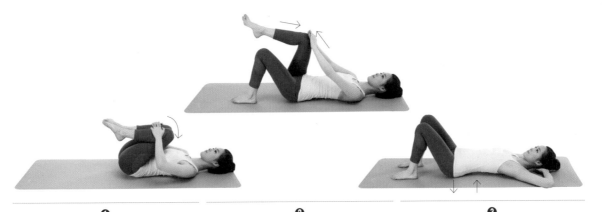

❶ 누워서 양무릎 모아 당기기
15초 유지, 3회 반복(78p)

❷ 누워서 무릎 굽히고 양손으로 밀기
6초 유지, 6회 반복, 다리 바꾸기(79p)

❸ 누워서 엉덩이 붙이고 허리 누르기
6초 유지, 6회 반복(80p)

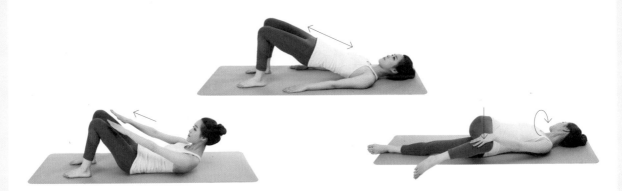

❹ 누워서 상체 들고 양팔 뻗기
6초 유지, 6회 반복(82p)

❺ 누워서 엉덩이 들기
6초 유지, 6회 반복(83p)

❻ 누워서 무릎 굽히고 옆으로 넘기기
15초 유지, 3회 반복, 다리 바꾸기(84p)

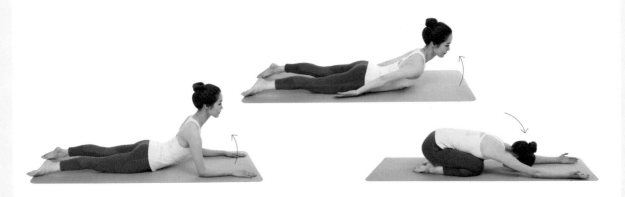

❼ 엎드려서 팔꿈치로 상체 들기
15초 유지, 3회 반복(85p)

❽ 엎드려서 상체 들기
6초 유지, 6회 반복(86p)

❾ 무릎 꿇고 상체 숙여 양팔 뻗기
15초 유지, 3회 반복(87p)

등

척추나 관절에 문제가 있어도 운동을 통해 근력을 향상시키면 정상적인 생활이 가능하다.

이를 겹겹이 덮고 있는 근육들이 그 역할을 대신하기 때문이다.

— 20p, '통증과 운동의 관계' 중에서

등 통증 잡는 스트레칭

유의 사항
- 서서 운동할 때 옆모습을 보면 귀와 어깨, 엉덩뼈, 바지의 재봉선이 일직선이 되어야 한다.
- 턱을 당기고 어깨뼈를 모으는 동작 위주로 한다.
- 스트레칭은 통증이 없는 범위에서 실시한다.
- 스트레칭 강도와 빈도는 점차 증진한다.

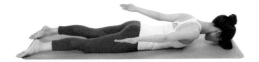

❶
엎드려서 양팔 뒤로 뻗기
6초 유지, 6회 반복(90p)

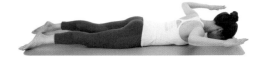

❷
엎드려서 양팔 굽혀 들기
6초 유지, 6회 반복(91p)

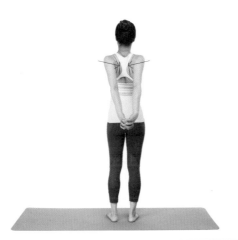

❸
등 뒤로 양손 깍지 끼고 들기
15초 유지, 3회 반복(92p)

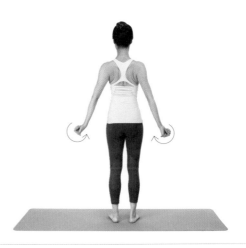

❹
등 뒤로 양쪽 손목 돌리기
15초 유지, 3회 반복(94p)

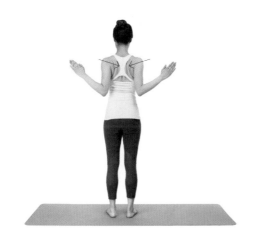

❺
등 뒤로 양팔 모아 당겨 W 만들기
6초 유지, 6회 반복(96p)

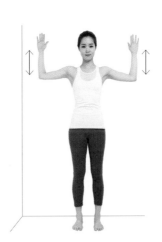

❻
벽에 등 붙이고 양팔 내리고 올리기
6초 유지, 6회 반복(97p)

목

스트레칭은 관절을 보호하고 근육을 따뜻하게 하여 통증을 완화한다.
근력 운동을 통해 만들어진 근육은 관절이 흔들리지 않도록
뼈와 뼈를 지지해 안정성을 만들어준다.

— 49p, '관절은 늙고 체중이 늘 때' 중에서

목 통증 잡는 스트레칭

유의 사항
- 턱을 당기는 동작 위주로 한다.
- 목 외에 다른 신체 부위인 어깨나 몸통이 같이 움직이지 않도록 한다.
- 스트레칭은 통증이 없는 범위에서 실시한다.
- 스트레칭 강도와 빈도는 점차 증진한다.

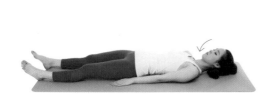

❶
누워서 턱 아래로 당기고 누르기
6초 유지, 6회 반복(100p)

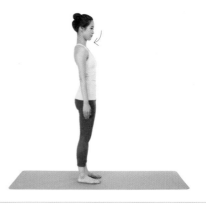

❷
턱 아래로 당기고 누르기
6초 유지, 6회 반복(101p)

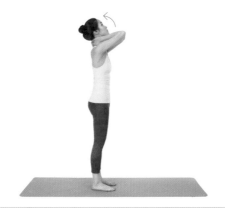

❸
목 뒤로 양손 깍지 끼고 고개 젖히기
15초 유지, 3회 반복(102p)

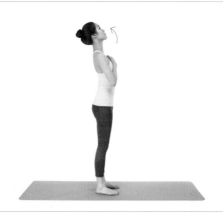

❹
가슴뼈에 양손 모으고 고개 젖히기
15초 유지, 3회 반복(103p)

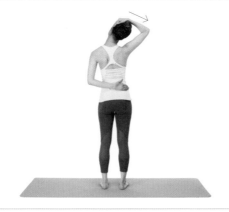

❺
한 손으로 머리 잡고 옆으로 목 당기기
15초 유지, 3회 반복, 손 바꾸기(104p)

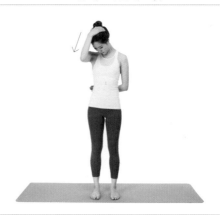

❻
한 손으로 머리 잡고 대각선으로 목 당기기
15초 유지, 3회 반복, 손 바꾸기(105p)

어깨

나이에 의해 약해지는 관절을 건강하게 유지하는 방법 중 하나가 '근력'이다.
적당한 스트레칭과 근력 운동은 외부 저항력을 높여주고,
퇴행성 디스크와 관절 질병을 예방한다.

— 49p, '관절은 늙고 체중이 늘 때' 중에서

어깨 통증 잡는 스트레칭

유의 사항
- 어깨뼈(날개뼈) 주변 근육을 강화하는 운동에 집중한다.
- 스트레칭은 통증이 없는 범위에서 실시한다.
- 스트레칭 강도와 빈도는 점차 증진한다.

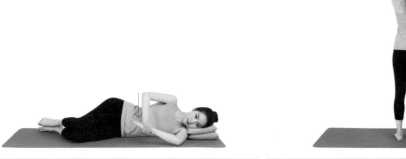

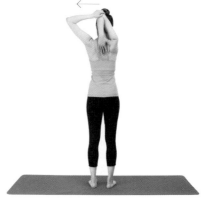

❶
옆으로 누워 손목 잡고 누르기
15초 유지, 3회 반복(108p)

❷
등 뒤에서 팔꿈치 당기기
15초 유지, 3회 반복, 팔 바꾸기(109p)

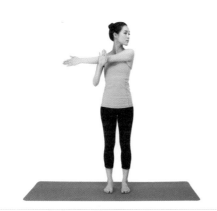

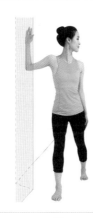

❸
가슴높이에서 팔 걸고 당기기
15초 유지, 3회 반복, 팔 바꾸기(110p)

❹
문틀에 팔꿈치 대고 어깨 늘이기
15초 유지, 3회 반복, 팔 바꾸기(111p)

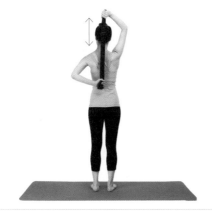

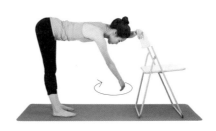

❺
등 뒤에서 수건 위로 올리기
15초 유지, 3회 반복, 팔 바꾸기(112p)

❻
팔 힘 빼고 늘어뜨려 돌리기
30초 돌림, 2회 반복, 팔 바꾸기(113p)

팔꿈치

간단한 스트레칭이라고 쉽게 생각할 수도 있지만,
스트레칭만 꾸준히 해도 몸을 건강하게 만들 수 있다.

— 15p, '운동 시작 전 점검 사항' 중에서

팔꿈치 통증 잡는 스트레칭

유의 사항
- 스트레칭할 때 길고 깊게 하며, 팔꿈치가 굽지 않도록 한다.
- 팔근육을 늘이는 동작 위주로 한다.
- 스트레칭은 통증이 없는 범위에서 실시한다.
- 스트레칭 강도와 빈도는 점차 증진한다.

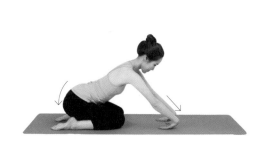

❶
무릎 꿇고 바닥에 손등 짚기
15초 유지, 3회 반복(116p)

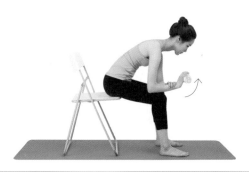

❷
의자에 앉아 물병 잡고 손목 올리고 내리기
15초 유지, 3회 반복, 팔 바꾸기(117p)

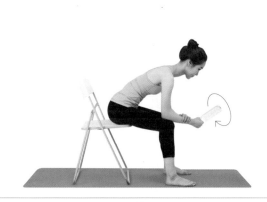

❸
의자에 앉아 물병 잡고 손목 돌리기
15초 유지, 3회 반복, 팔 바꾸기(118p)

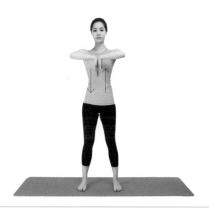

❹
손등 마주 대고 올리기
15초 유지, 3회 반복(119p)

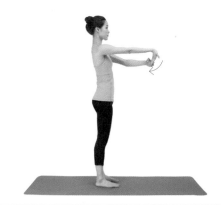

❺
어깨높이에서 손바닥 잡아당기기
15초 유지, 3회 반복, 팔 바꾸기(120p)

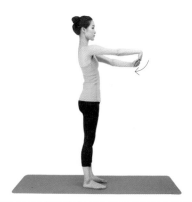

❻
어깨높이에서 손등 잡아당기기
15초 유지, 3회 반복, 팔 바꾸기(121p)

손목

쉬운 동작이라고 해서 운동이 안 되는 것이 아니다.
각각의 운동은 꼭 필요한 근육을 활용한다.
쉬운 동작이라고 무시하거나 과도한 강도로 운동하지 않는다.

— 15p, '운동 시작 전 점검 사항' 중에서

손목 통증 잡는 스트레칭

유의 사항
- 손목을 뒤로만 젖히는 동작 위주로 한다.
- 스트레칭은 통증이 없는 범위에서 실시한다.
- 손목을 얼굴 방향으로 젖힐수록 손목과 팔에 좋다.
- 스트레칭 강도와 빈도는 점차 증진한다.

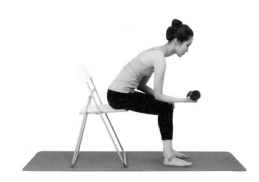

❶
의자에 앉아 수건 쥐었다 펴기
15초 유지, 3회 반복, 팔 바꾸기(124p)

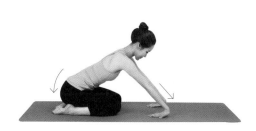

❷
무릎 꿇고 바닥에 손바닥 돌려 짚기
15초 유지, 3회 반복(126p)

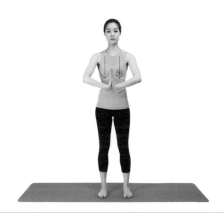

❸
어깨높이에서 손바닥 마주 대고 내리기
15초 유지, 3회 반복(127p)

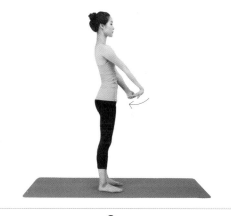

❹
손바닥 잡고 팔 늘이기
15초 유지, 3회 반복, 팔 바꾸기(128p)

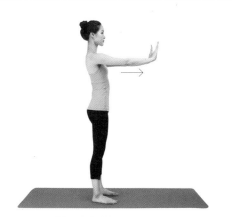

❺
어깨높이에서 양팔 뻗어 손목 젖히기
6초 유지, 6회 반복(129p)

골반

운동은 무조건 많이 한다고 해서 좋은 것이 아니다.
내 몸에 맞는 운동을 정확한 동작으로 하는 것이 더 중요하다.

— 15p, '운동 시작 전 점검 사항' 중에서

골반 통증 잡는 스트레칭

유의 사항
- 엉덩이근육을 늘이는 동작 위주로 한다.
- 가급적이면 엉덩이근육만 긴장감을 느낄 수 있도록 동작의 각도를 잘 조절한다.
- 스트레칭은 통증이 없는 범위에서 실시한다.
- 스트레칭 강도와 빈도는 점차 증진한다.

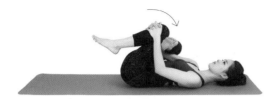

❶
누워서 다리 올려 당기기
15초 유지, 3회 반복, 다리 바꾸기(132p)

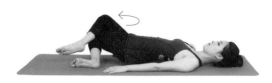

❷
누워서 다리 꼬아 옆으로 넘기기
15초 유지, 3회 반복, 다리 바꾸기(133p)

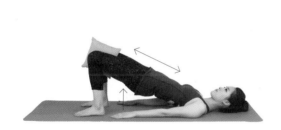

❸
누워서 다리 사이에 쿠션 끼우고 엉덩이 들기
6초 유지, 6회 반복(134p)

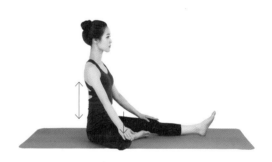

❹
앉아서 반 양반다리 하고 무릎 누르기
10초 유지, 5회 반복, 다리 바꾸기(136p)

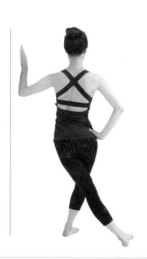

❺
벽에 팔꿈치 대고 옆구리 늘이기
15초 유지, 3회 반복, 팔 바꾸기(138p)

무릎

걸을 때, 점프할 때 무릎에 가해지는 수직적 체중의 압력을 분산시켜
버티게 하는 것이 허벅지근육이다.
이 근육의 약화는 퇴행성 관절염과 불안정한 무릎 상태를 만든다.

― 50p, '무릎과 허리 건강을 좌우하는 허벅지 굵기' 중에서

무릎 통증 잡는 스트레칭

유의 사항
- 무릎 통증을 줄이기 위해서는 무조건 허벅지를 지켜야 한다.
- 일단 앉아서 허벅지근육을 강화하는 동작 위주로 한다.
- 스트레칭은 통증이 없는 범위에서 실시한다.
- 스트레칭 강도와 빈도는 점차 증진한다.

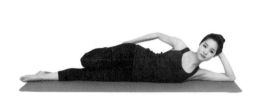

❶
옆으로 누워 다리 굽혀 당기기
15초 유지, 3회 반복, 다리 바꾸기(142p)

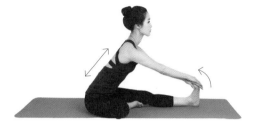

❷
앉아서 반 양반다리 하고 발끝 당기기
15초 유지, 3회 반복, 다리 바꾸기(144p)

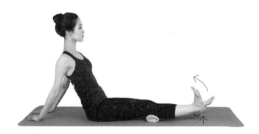

❸
앉아서 뒷무릎에 수건 받치고 발등 당기기
6초 유지, 6회 반복, 다리 바꾸기(146p)

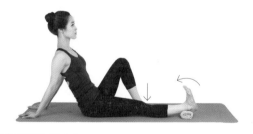

❹
앉아서 발목에 수건 받치고 발등 당기기
6초 유지, 6회 반복, 다리 바꾸기(147p)

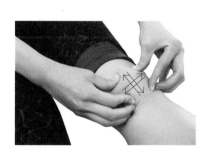

❺
앉아서 무릎뼈 움직이기
위아래·좌우로 움직임, 다리 바꾸기(148p)

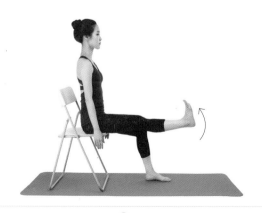

❻
의자에 앉아 다리 뻗어 발등 당기기
6초 유지, 6회 반복, 다리 바꾸기(149p)

발목

학생, 주부, 운동선수, 고령자는 각자의 활동량에 따라 운동량도 달라야 한다.
일상생활 활동량만큼 운동량을 충족해주면 된다.

— 26p, '운동은 자신의 활동량만큼만' 중에서

발목 통증 잡는 스트레칭

유의 사항
- 종아리 바깥쪽 근육을 강화하는 동작 위주로 한다.
- 스트레칭은 통증이 없는 범위에서 실시한다.
- 발목을 움직일 때 절대 다리가 같이 돌아가서는 안 된다.
- 스트레칭 강도와 빈도는 점차 증진한다.

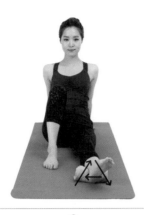

❶
앉아서 발목으로 알파벳 쓰기
A~Z까지 10번씩 3회 반복, 다리 바꾸기(152p)

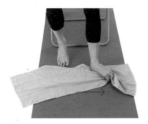

❷
의자에 앉아 발가락으로 수건 잡고 밀기
10번씩 3회 반복, 발 바꾸기(154p)

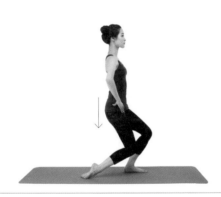

❸
발등 누르기
15초 유지, 3회 반복, 다리 바꾸기(156p)

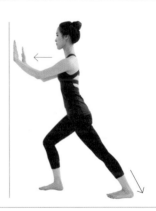

❹
벽에 양손 대고 종아리 늘이기
15초 유지, 3회 반복(158p)

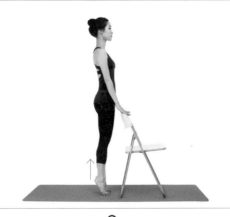

❺
의자 잡고 뒤꿈치 들기
3초 유지, 6회 반복(160p)

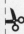

발바닥

잘못된 자세가 습관화되어 내 몸에 편한 자세가 되면 몸의 근육과 관절이 손상된다.
반대로 올바른 자세는 관절과 근육의 손상을 예방한다.

— 36p, '디스크나 관절을 약하게 만드는 주된 원인' 중에서

발바닥 통증 잡는 스트레칭

유의 사항
- 발바닥근육을 강화하는 동작 위주로 한다.
- 스트레칭은 통증이 없는 범위에서 실시한다.
- 특히 엄지발가락의 각도를 잘 조절해야 한다.
- 스트레칭 강도와 빈도는 점차 증진한다.

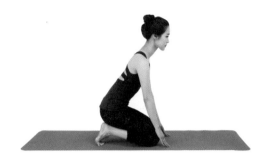

❶
무릎 꿇고 발가락 세우기
15초 유지, 3회 반복(164p)

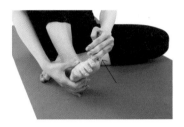

❷
앉아서 발가락 당기기
15초 유지, 3회 반복, 발 바꾸기(166p)

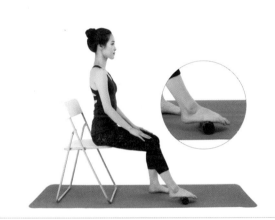

❸
의자에 앉아 발바닥으로 병 굴리기
30번씩 2회 반복, 발 바꾸기(167p)

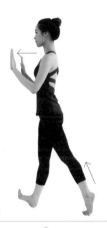

❹
벽에 양손 대고 발바닥 늘이기
15초 유지, 3회 반복, 다리 바꾸기(168p)

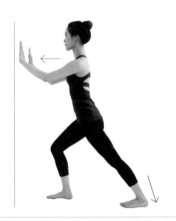

❺
벽에 양손 대고 종아리 늘이기
15초 유지, 3회 반복(170p)

우리가 알고 있는 스트레칭과 재활 프로그램 역시
국민체조를 기본으로 한 것이 대부분이다.
국민체조만 제대로 해도 허리 건강은 물론 온몸 건강을 지킬 수 있다.

— 173p, '글을 마치며' 중에서

용어 설명(가나다순)

가자미근[Soleus Muscle] 넙치근. 정강이 뒤에 있는 하퇴삼두근을 구성하고 있는 가자미 모양의 근육. 발꿈치를 들어 올리는 작용을 함.

관절[Joint] 뼈와 뼈가 연결되는 부위. 운동학적으로는 가동 관절을 말함.

관절낭[Capsule] 관절을 둘러싸고 있는 피막.

겉근육[Global Muscles] 대근육. 피부 가장 가깝게 붙어있는 근육으로, 순간적인 힘을 내고 움직임을 주관함.

견봉[Acromion] 어깨뼈의 바깥쪽 끝부분.

거북목 목을 앞으로 뺀 자세.

견갑거근[Musculus Levator Scapulae] 어깨를 위로 들어 올리는 근육.

결합조직[Connective Tissue] 근육, 뼈, 신경, 기관 등 인체 모든 부위들을 감싸고 지탱하면서 촘촘하게 연결하는 3차원의 막. 교원섬유, 세망섬유, 탄성섬유 등으로 이루어짐.

경직[Spasticity] 신장 반사의 과흥분으로 인한 근육 신장(늘림) 속도에 비례하여 증가하는 근육 긴장.

골반기저부[Pelvis Floor] 골반의 가장 아래쪽에 있는 근육.

구축[Contracture] 관절, 근육, 연부조직 또는 피부의 수축에 의해 사지의 운동이 제한된 상태.

극하근[Infraspinatus Muscle] 가시아래근. 어깨뼈의 후면과 위팔뼈의 뒷머리에 붙어 있는 근육, 격한 스포츠 활동이나 순간적으로 어깨가 삐끗하는 등 급성 스트레스나 반복적인 과부하에 의해 문제가 발생함. 열중쉬어 자세나 팔을 바지 뒷주머니로 뻗을 때, 머리 빗질과 칫솔질할 때 통증을 유발함.

근막[Fascia] 근육의 겉면을 싸고 있는 막. 피부와 근육 사이에 위치하며 온몸에 걸쳐 분포하나 각 부위에 따라서 강도나 두께의 차이가 있음. 결합조직의 일종이며, 근육 등 신체 내부의 구조물을 보호하고 지지하는 역할을 함.

근육[Muscle] 근세포들이 모여서 된 질긴 힘줄로 뼈와 연결되어 있음. 우리 몸무게의 약 절반 정도를 이루고 있음. 뼈에 붙어 있는 근육과 몸속 내장 기관을 이루는 근육, 심장을 이루는 근육 등이 있다.

내전근[Adductor Muscle] 골반을 내전시키는 역할을 하며 치골근, 단내전근, 장내전근, 대내전근으로 나뉨. 다리를 모아주는 역할을 하는 근육. 보행 시 다리가 뒤로 가면 앞으로 당겨주고, 앞으로 가면 뒤로 당겨주는 역할을 함. 내전근이 짧아지게 되면 무릎을 안쪽으로 잡아당기기 때문에 내반슬, 즉 오다리가 될 수도 있음.

능형근[Rhomboid Muscles] 등에 있는 마름모꼴의 근육.

대퇴근막장근[Tensor Fasciae Latea] 엉덩이관절의 굴곡, 내회전, 외전을 담당하는 근육으로, 무릎을 편 상태에서 다리를 안쪽으로 돌려 늘어 놀리는 역할을 함.

대퇴사두근[Musculus Quadriceps Femoris] 넓적다리 앞쪽에 있는 강하고 큰 근육. 대퇴직근, 비측광근, 중간광근, 경측광근 등 4개의 근육으로 이루어짐.

대퇴직근[Rectus Femoris] 넓적다리 앞쪽 대퇴사두근 중 하나로 가장 외측에 있음.

대퇴이두근[Biceps Femoris] 햄스트링근육 중 하나로 넓적다리 뒤쪽 가장 바깥쪽에 위치하는 두 갈래 머리 모양의 근육.

두판상근[Splenius Capitis] 머리널판근. 등 위쪽 부분과 목 뒷부분의 근육.

디스크[Intervertebral Disc] 추간판. 척추에서 척추뼈와 척추뼈 사이를 이어주는 연골 구조물.

무릎뼈[Patella] 슬개골. 무릎관절 앞쪽에 위치하는 삼각형 모양의 뼈.

비골근[Peroneal Muscle] 종아리근. 종아리뼈에 있는 근육으로 동작을 조절하는 역할을 함. 단비골근(짧은 종아리근)과 장비골근(긴 종아리근)으로 구성됨.

비복근[Gastrocnemius] 장딴지근. 종아리 뒤쪽에 얕게 위치한 근육으로 강한 힘을 냄.

사각근[Scalene Muscles] 목 바로 바깥쪽에 있고 전, 중, 후사각근으로 나뉨.

속근육[Inner Muscles] 안정화 근육(Stabilizer Muscle). 뼈에 가장 가깝게 붙어 있는 근육으로, 관절의 안정성과 올바른 자세와 체형을 유지하는데 밀접한 관계를 갖고 있으며, 몸의 기초 체력과 움직임을 주관함.

아킬레스건[Achilles Tendon] 발꿈치뼈의 뒤쪽 위에 위치한 힘줄로 몸에서 가장 크고 강력함. 걸을 때 몸을 앞으로 나가게 하고, 딛리거나 뛰어오를 때 중요한 역할을 수행함.

연골[Cartilage] 물렁뼈. 연골세포와 연골기질로 구성된 조직으로 대개 관절의 일부를 이룸.

오십견[Frozen Shoulder] 만성적인 어깨관절의 통증과 운동 제한을 일으키는 가장 흔한 질환.

복사근[Oblique Muscle] 어깨뼈와 엉덩이를 연결하여 엉덩이를 잡아주는 역할을 함으로써 몸이 뒤틀리는 것을 방지하고, 척추를 앞으로 옆으로 굽히거나 척추의 회전운동을 보조함. 몸이 회전하는 모든 요소들은 복사근의 영향을 받게 되므로 회전의 축이라고도 말함. 서로 방향이 다른 내복사근과 외복사근으로 나뉘며 각 좌우측에 위치함. 외복사근은 같은 쪽 어깨를 앞쪽으로, 내복사근은 같은 쪽 어깨를 뒤로 회전시키는 역할을 담당함.

요방형근[Lumbar Quadrate Muscle] 허리네모근. 허리를 옆으로 굽히거나 허리를 펼 때 사용되는 근육. 엉덩이와 척추뼈, 가슴뼈를 연결함으로써 척추가 엉덩이 위에서 안정적일 수 있게 도와주고 걸을 때 엉덩이를 잡아줌.

이상근[Piriformis Muscle] 큰 엉덩이근육(대둔근) 밑에 있는 근육.

인대[Ligament] 뼈와 뼈 사이를 연결해주는 강인한 섬유성 결합조직.

장무지굴근[Flexor Hallucis Longus] 정강이뼈(경골)와 종아리뼈(비골)에 부착되는 가장 깊이 위치한 심부근육으로 발목의 안정성과 전족의 균형을 조절함. 보행 시 엄지발가락으로 바닥을 누르는 힘을 발생시켜 모지외반증(Hullux Valgus, 엄지발가락의 뼈가 바깥쪽으로 툭 튀어나오게 굽어지는 것)을 더욱 가속화함. 앞이 좁은 신발에 의해 근손상이 유발됨.

장요근[Iliopsoas Muscle] 장골근과 대요근이라는 두 근육을 합쳐서 부름. 배꼽의 양옆 3센티미터부터 허벅지까지 연결되어 있는 근육으로 허리를 구부렸다 펴거나 다리를 밖으로 돌리는 역할을 함.

전거근[Serratus Anterior] 앞톱니근. 일명 복싱근육이라고도 불리며, 어깨뼈를 안정적인 상태로 유지하는 데 중요한 역할을 함.

전경골근[Anterior Tibial Muscle] 앞정강근. 종아리근육 중 하나로 정강뼈 앞쪽에 있음. 발목관절의 움직이는 근육으로, 발목을 위로 올리거나 발바닥을 안쪽으로 굽힐 때 작용함. 걸을 때 계속 작용하며, 경사진 길을 걸을 때에 가장 많이 사용됨.

족저근막[Plantar Fascia] 발바닥 근막. 종골(Calcaneus)이라 불리는 발뒤꿈치뼈에서 시작하여 발바닥 앞쪽으로 5개의 가지를 내어 발가락 기저 부위에 붙은 두껍고 강한 섬유띠. 발의 아치를 유지하고 충격을 흡수하며 체중이 실린 상태에서 발을 들어 올리는 데 도움을 주어 보행 시 중요한 역할을 함.

척추[Spine] 목과 등, 허리, 엉덩이, 꼬리 부분에 이르기까지 주요 골격을 유지하는 뼈. 7개의 목뼈(경추), 12개의 가슴뼈(흉추), 5개의 허리뼈(요추), 5개의 엉치뼈(천추), 4개의 꼬리뼈(미추)로 구분. 척추에는 뇌에서 나온 신경다발로 척수(Spinal Cord)가 있고, 이는 중추신경계인 뇌와 말초신경계인 말초기관들을 잇는 역할을 함. 척수는 중요한 신경통로로 손상 시 여러 가지 종류의 마비를 유발하여 강력한 뼈인 척추로 보호함.

척추관협착증[Spinal Stenosis] 척추관 및 추간공이 좁아져 요통 혹은 신경증상을 일으키는 질환.

척추측만증[Scoliosis] 정면에서 봤을 때 척추가 옆으로 굽은 상태.

코어[Core] 인체의 중심과 균형의 핵심 요소. 골반기저부에 해당되는 근육과 배근육, 허리근육을 통칭함. 인체의 모든 힘과 운동성이 발생되는 곳으로, 중심을 잡아주고 근골격 구조를 적절히 유지시킴.

코어근육[Core Muscle] 몸의 움직임이 시작되는 근육. 배의 횡격막과 복횡근, 척추의 다열근과 엉덩이 골반기저근 등으로 구성됨.

후경골근[Posterior Tibial Muscle] 뒤정강근. 종아리 뒤쪽 가장 깊은 곳에 있고, 안쪽 복사뼈 부분에서 만져짐. 발바닥을 굽히거나 걸을 때 균형을 잡아줌. 하이힐을 자주 신어서 긴장을 주면 후경골근이 단축되어 발목관절의 변형을 가져올 수 있고, 이는 발바닥의 통증을 일으킴. 손상이 되면 자연스러운 보행이 어려워짐.

후종인대 골화증[Sternocleidomastoid Muscle Ossification of Posterior Longitudinal Ligament] 척추체 뒤쪽을 위아래로 연결하는 인대 중 후종인대가 비정상적으로 단단해지는 질환. 정상적인 움직임을 도와야 할 인대가 뼈처럼 굳어 딱딱(골화)해지면서 척추관을 지나는 척추신경을 압박하게 되고, 이 때문에 신경 장애를 일으킴. 주로 목에서 발생함.

흉쇄유돌근[Sternocleidomastoid Muscle] 목빗근. 목 부분에 위치하며 가슴뼈(흉골)의 위 끝과 빗장뼈(쇄골)의 안쪽 끝에서 시작하여 귀의 뒤쪽 꼭지돌기로 비스듬히 뻗어 있는 크고 긴 근육. 목 부위 구조물의 위치를 정하기 위해 이정표로도 사용됨. 한쪽 근육만의 수축으로 머리를 한쪽으로 기울이는 역할, 즉 같은 쪽의 귀가 어깨에 닿게 하고, 얼굴이 반대쪽과 위쪽으로 움직이게 함. 오른쪽과 왼쪽이 함께 작용함.

힘줄[Tendon] 건. 근육을 뼈에 부착시키는 섬유성 연부조직. 근육과 마찬가지로 결이 있지만 세포 실질보다 결체조직의 함량이 높아 매우 강하고 유연하며 탄력성이 없음.

· 스포츠재활전문가 문훈기 박사 ·

통증 잡는 스트레칭

초판 1쇄 인쇄 2016년 11월 5일
초판 1쇄 발행 2016년 11월 10일
　　 2쇄 발행 2022년 6월 30일

지은이 문훈기
펴낸이 정용수

편집장 김민정 편집 조혜린
디자인 김민지
영업·마케팅 김상연 정경민
제작 김동명 관리 윤지연

펴낸곳 ㈜예문아카이브
출판등록 2016년 8월 8일 제2016-000240호
주소 서울시 마포구 동교로18길 10 2층
문의전화 02-2038-3372 주문전화 031-955-0550 팩스 031-955-0660
이메일 archive.rights@gmail.com 홈페이지 ymarchive.com
인스타그램 yeamoon.arv